DE L'IRIS

AU POINT DE VUE MÉDICO-LÉGAL

DE L'IRIS

AU POINT DE VUE MÉDICO-LÉGAL

PAR

LE DR MARCEL OGIER

LYON
IMPRIMERIE PITRAT AINÉ
4, RUE GENTIL, 4

1884

CHAPITRE III

1° Troubles Fonctionnels : A. Empoisonnements ; B. Anesthésies ; C. Affections nerveuses ; D. Maladies simulées.

2° Traumatismes par : Instruments tranchants ; Instruments piquants ; Instruments contondants.

3° Corps Etrangers.

4° Complications communes a tous les traumatismes : Iritis séreuse ; Iritis ponctuée ; Irido-capsulite ; Irido-cyclite ; Irido-choroïdite.

Tableau Statistique.

Conclusions.

DE L'IRIS

AU POINT DE VUE MÉDICO-LÉGAL

CHAPITRE PREMIER

ANATOMIE — PHYSIOLOGIE

§ 1. — Anatomie

L'iris est un diaphragme membraneux, contractile, situé entre la cornée et l'appareil cristallinien.

Son centre est percé d'une ouverture nommée pupille, régulièrement circulaire dans la majorité des cas, mais qui peut, sous l'influence d'une cause pathologique, devenir parfois légèrement ovalaire.

La pupille occupe la partie centrale de l'iris ; toutefois, des études minutieuses ont établi qu'elle est un peu plus près de la partie supérieure et interne que du centre de cette membrane. Les cas dans lesquels l'ouverture pupillaire est déviée dans une région qu'elle n'occupe pas habituellement ne sont pas fréquents, mais leur existence est hors de doute et il n'est pas d'ophtalmologiste qui n'ait vu des variétés de cette nature, variétés qu'on rend très évidentes chez certains sujets à l'aide de l'atropine.

Le diamètre moyen de 3 à 4 millimètres est essentiellement variable sous l'influence de causes physiologiques et pathologiques.

L'espace compris entre l'iris et la face postérieure de la cornée constitue la chambre antérieure remplie par l'humeur aqueuse. La présence de ce liquide jointe à la sphéricité de la cornée, donne à la face antérieure de l'iris une apparence convexe et nous fait paraître ce diaphragme plus rapproché de la cornée qu'il ne l'est réellement. L'éclairage oblique rendra compte exactement de cet état de choses.

A la face postérieure, vers la périphérie de la membrane irienne, existe un espace qui a reçu le nom de chambre postérieure.

L'iris n'adhère avec les autres membranes de l'œil que par la périphérie au moyen du ligament pectiné qui continue la membrane de Descemet et donne passage aux vaisseaux qui, sortant de la choroïde et de la sclérotique, se rendent à la membrane irienne.

La couleur de l'iris varie beaucoup avec les sujets. Nous reviendrons sur ce point quand nous étudierons cette membrane au point de vue de l'identité. Nous dirons seulement ici que la coloration foncée des iris bruns et noirs est due à la présence d'un pigment plus ou moins abondant et que la coloration bleue vient de ce que l'iris demi-transparent repose sur l'uvée.

Au point de vue de la structure, on distingue trois couches dans l'iris : la première antérieure, la deuxième moyenne, et la troisième postérieure ou uvéale.

La première, chez l'adulte, est constituée par une couche de cellules épithéliales recouvrant les fibres élastiques du ligament pectiné.

La deuxième présente deux éléments, l'un conjonctif, l'autre musculaire. Les fibres conjonctives parties de la périphérie suivent les vaisseaux et s'entrecroisent au niveau de la pupille. Les fibres musculaires, très pâles, contenant du pigment dans leurs interstices, d'après Kölliker et Krause, forment d'abord des faisceaux radiés interposés aux faisceaux conjonctifs, puis affectent, vers le bord pupillaire, une forme circulaire pour constituer le sphincter irien.

Pour Rouget et Grunhägen, la disposition circulaire serait commune à toutes les fibres musculaires.

Enfin, la couche uvéale est constituée par des cellules épithéliales arrondies, remplies de pigment et stratifiées sur deux ou trois rangées. A la surface libre de l'uvée, on observe une série de soixante-dix à quatre-vingts plis superficiels qui partent en ligne droite du bord pupillaire.

Les artères, d'après Sappey et Leber, viennent de l'ophtalmique par deux branches : les ciliaires longues et les ciliaires antérieures.

Les vaisseaux venus de ces deux sources s'anastomosent pour former le grand cercle artériel irien. De ce cercle partent des branches qui pénètrent dans l'iris et s'y anastomosent en arcade près du bord pupillaire, puis les artères qui vont aux procès ciliaires et enfin des branches récurrentes qui s'anastomosent avec les ciliaires courtes, artères de la choroïde.

Les veines, d'après Leber, ont une double et non pas triple origine comme l'avait soutenu Zinn. Les premières viennent des veines ciliaires antérieures, les autres des vasa-vorticasa de la choroïde.

L'iris possède des nerfs moteurs, des nerfs sensitifs et des rameaux vaso-moteurs. Pappenheim et Krause avaient cru que ces nerfs se terminaient en anses. De plus, Bochdalch (1850), de Ruiter (1853) et Arnold avaient vu que de ces anses naissent de nouveaux rameaux et on était généralement porté à croire à des terminaisons en extrémités libres. C'est Arnold qui, en 1863, a donné la description la plus complète des nerfs de l'iris. Hénocque, dans sa thèse inaugurale (Paris 1870), a résumé ainsi qu'il suit les études d'Arnold : « La disposition en arcade des nerfs de l'iris rappelle tout d'abord celle des vaisseaux. Mais les modes d'anastomoses d'union et de division présentent des particularités remarquables. Tantôt les rameaux nerveux s'accolent simplement, tantôt les tubes nerveux de deux faisceaux se confondent et s'anastomosent entre eux ou bien forment un entre-croisement complexe. Arnold a décrit en outre des masses granuleuses, au milieu desquelles, serait souvent un élément cellulaire qu'il considère comme étant de nature nerveuse. »

Si pour faciliter l'étude de l'innervation de l'iris, on considère cette membrane comme divisée en trois zones partant de l'orifice pupillaire et allant à la périphérie, on trouve, d'après Arnold que le réseau de la face postérieure est composé de fibres du grand sympathique ; celui des deux zones externes et de la face antérieure contiendrait des fibres sensitives et qu'enfin celui de la zone du constricteur serait formé de fibres motrices.

Quant aux terminaisons nerveuses ce sont des cylindres d'axe qui pénètrent dans les faisceaux musculaires.

Les nerfs moteurs viennent, les uns du moteur oculaire commun, les autres du grand sympathique. Il est difficile du reste, d'affirmer ces assertions autrement que par des faits physiologiques.

La sensibilité de l'iris vient de la cinquième paire et du grand sympathique.

Les filets vaso-moteurs viennent du nasal et du grand sympathique.

§ II. — Physiologie

L'iris est destiné à modérer l'action de la lumière et à corriger dans une certaine mesure les phénomènes d'aberration, de sphéricité du cristallin, en ne laissant passer que les faisceaux lumineux qui traversent le centre de la lentille. Le diaphragme se contracte et se dilate suivant le besoin; ses mouvements sont d'un ordre réflexe et peuvent avoir leur point de départ dans l'œil ou à distance ; on les voit dépendre normalement des excitations rétiniennes, mais dans certains états pathologiques l'iris obéit à des excitations venues de plus loin.

Les excitations venant de l'œil sont habituellement occasionnées par la lumière et, parmi celles produites à distance, on peut citer celles qui viennent du tube digestif telles que les excitations vermineuses.

Elles suivent, les unes les branches de la cinquième paire, les autres le grand sympathique et se réfléchissent sur l'iris par les branches de la troisième paire et par les filets moteurs du grand sympathique (Panas, *Leçons cliniques*).

Les mouvements de dilatation sont sous la dépendance du grand sympathique, mais le rôle de ce nerf n'est pas exclusif et son action ne semble pas complètement élucidée.

Pourfour du Petit, 1722, vit le premier que la section du grand sympathique au cou amenait du rétrécissement de la pupille. Claude Bernard a démontré ensuite que si l'on excitait le bout périphérique du nerf, il se produisait de la dilatation. Le même résultat est encore obtenu par les instillations d'atropine.

Au point de vue de l'accomodation, cette fonction si importante, mais encore si peu élucidée de l'œil, Ruete, Helmohltz et de Grœfe ont nié le rôle absolu que certains physiologistes voulaient faire jouer à l'iris et nous ne prendrons pas part dans la discussion soulevée à ce sujet.

Combien de temps l'iris met-il à se contracter après avoir subi l'impression qui est le point de départ de l'action réflexe, chez un sujet normal ?

Donders a vu que la durée qui existe entre l'impression produite par la lumière sur la rétine et le resserrement irien était de 0,49 de seconde. Pour le même auteur, la durée de la contraction n'est que 0,09 de seconde. De Arlt, en 1869, a obtenu des résultats à peu près analogues.

Les résultats présentent un certain intérêt à l'expert qui, en constatant la paresse de l'iris qui n'obéira que lentement à l'excitation brusque, pourra souvent conclure à un état pathologique des membranes profondes, ou des organes intérieurs, sur lesquels, par suite de cette simple observation, il devra naturellement concentrer son attention.

CHAPITRE II

MODE D'EXPLORATION — IDENTITÉ

§ I. — Mode d'exploration

L'examen du mode de fonctionnement de l'iris, comme l'étude de son aspect que modifient à l'infini les processus pathologiques, pouvant, comme nous venons de le voir, être utile à l'expert, comment cet examen devra-t-il être pratiqué ?

Pour procéder à une exploration minutieuse, on devra avoir recours à l'éclairage oblique.

Pour ce faire, on concentrera les rayons d'un foyer lumineux placé latéralement sur l'œil du patient au moyen d'une loupe tenue d'une main, tandis que de l'autre on grossira l'image avec une seconde lentille biconvexe.

Le foyer devra être assez intense et, autant que faire se pourra, émaner d'une lampe modérateur ou d'un bec de gaz, bien qu'à la rigueur on puisse se contenter de la flamme d'une bougie. L'examinateur, toujours directement placé en face du malade, lui recommandera de tourner son regard dans tous les sens, et fouillera ainsi très facilement la chambre antérieure.

C'est surtout en procédant à l'examen fonctionnel, après avoir étudié l'apparence de l'iris qu'il faudra avoir présente à la mémoire la physiologie de l'organe.

Si, par exemple, l'expert a en face de lui un individu qui, sans lésion appréciable, se plaint d'une perte absolue de la vision, la première recherche à faire sera de voir si le passage brusque de la pleine lumière à l'obscurité, ou inversement, provoquera les mouvements de contraction ou de dilatation.

C'est là sans doute, un excellent moyen à employer; mais les résultats obtenus n'auront de valeur, que si l'expérience est faite sur chaque œil comparativement et isolément. En effet, si on se contentait d'examiner les mouvements iriens, en faisant ouvrir ou fermer les deux yeux à la fois, on constaterait des modifications pupillaires dans l'œil le plus absolument amaurotique, et par suite, d'une fausse interprétation des phénomènes, on pourrait être tenté de croire à la simulation et supposer que ces mouvements tiennent à une impression lumineuse perçue par la rétine, mais inavouée par le malade, tandis qu'au contraire, l'origine de ces mouvements est due à la synergie des deux membranes. L'œil sain, quoique percevant seul l'impression lumineuse, dans ce cas, réagit sur son propre iris et lui imprime des mouvements qui se reproduisent du côté amaurotique malgré l'absence de l'excitant rétinien de ce même côté.

Quand au lieu de rechercher le fonctionnement de ce diaphragme, l'expert demandera des renseignements sur la nature d'un traumatisme, il y trouvera parfois un précieux témoignage et il nous suffit pour en donner idée de rappeler une observation de la thèse de M. Penet (p. 64), qui montre tout le parti qu'a su tirer M. le professeur Gayet d'un examen attentif de cette membrane. Il a pu déterminer l'heure du traumatisme, la situation réciproque de deux personnages, et deviner que le blessé devait, au moment de l'accident, porter des lunettes.

Enfin nous croyons devoir rappeler ici que l'iridodonésis est un symptôme de grande valeur, comme signe d'une luxation du cristallin.

§ II. — Identité

L'identité, d'après l'excellente définition qu'en a donnée notre maître M. le professeur Lacassagne, consiste dans la détermination de l'individualité d'une personne.

Les jurisconsultes sont quelquefois appelés à décider si une personne est réellement la même que celle qui a disparu et que l'on cherche. Nous ne croyons pas devoir mentionner les diverses circonstances où une semblable question peut être agitée. L'examen de certains faits propres à l'éclairer, et qui sont du ressort de la médecine, doit seul nous occuper ici.

Les articles 319, 320, 321, 323, 325, 341, du code civil régissent ces questions d'identité.

La membrane irienne, par le fait de sa situation anatomique, de sa coloration presque invariable chez le même sujet et, grâce surtout aux modifications pathologiques et congénitales qu'elle présente souvent, est d'un grand secours dans la recherche de l'idendité d'un individu : et nous n'en voulons pas d'autres preuves que la façon dont on établit actuellement les signalements même les plus insignifiants, sur lesquels on doit toujours signaler la couleur de l'iris, car c'est à cette membrane que se rapportent les expressions yeux bleus, yeux bruns, etc.

Dans notre chapitre concernant l'identité nous étudierons successivement les signes que peut présenter l'iris, aux points de vue ethnique, physiologique et individuel, pathologique et thanatologique.

La nuance des yeux ou mieux de l'iris est souvent difficile à définir. L'iris est formé de deux zones concentriques de couleur différente, semées et striées parfois d'autres nuances. Broca, ne tenant compte que de la résultante de ces différents tons, a établi une échelle chromatique de l'iris comprenant vingt colorations différentes. Quelques anthropologistes se sont servis de cette échelle pour déterminer la couleur des yeux des races qu'ils étudiaient ; mais il est, je crois, préférable de prendre comme point de comparaison, lorsque l'on a à définir la couleur d'un œil, le type correspondant de la collection des fabricants d'yeux artificiels.

En somme, nous admettrons comme tons primordiaux de l'iris : le gris, le bleu, le vert et le brun.

Identité ethnique

Ces quatre tons dont nous venons de parler plus haut ont dû appartenir chacun à des races différentes, qui par leurs croisements ont donné lieu à la formation d'une gamme chromatique d'iris presque indéfinie.

Actuellement dans le monde entier, les Danois sont à peu près les seuls qui ont conservé presque intacte la teinte bleue des yeux qui est la couleur primitive des iris de leur race.

Comme il y a généralement concordance entre les couleurs des yeux et des cheveux on peut dire que les iris clairs sont, en général, la caractéristique du type blond, tandis que les yeux foncés représentent le type brun.

Cette règle présente de nombreuses exceptions, sur lesquelles nous reviendrons plus loin.

Au point de vue de la distribution géographique des deux types blonds et bruns, on peut dire en thèse générale que, plus un pays est rapproché de l'équateur, plus les iris foncés y abondent, tandis qu'à mesure qu'on s'en éloigne davantage le nombre des yeux gris et bleus l'emporte.

C'est en Islande et en Danemark que les iris bleus sont le plus répandus. Viennent ensuite la Hollande, l'Allemagne du Nord, la Saxe, la Belgique et les Iles-Britanniques. En France, cette coloration, d'après Topinard, est mitigée et s'arrête environ à la hauteur d'une ligne oblique allant de Grandville à Lyon. D'autre part, nous trouvons dans l'article : France, de Lagneau, publié dans le *Dictionnaire encyclopédique*, la confirmation de la vérité de cette assertion.

« De l'ensemble des statistiques recueillies par M. Guibert, de Saint-Brieuc, dans le département des Côtes-du-Nord ; par M. Beddoe, dans celui du Calvados, de la Marne, voire même des Ardennes ; des observations prises par MM. Gordon et Ancelon, de Dieuze, dans la Lorraine ; par M. Vincent, de Guéret, dans le département de la Creuse ; par moi, dans les départements de la

Seine-Inférieure et de l'Aisne, il semble résulter que le plus grand nombre de nos provinces du nord et du centre, présentent des cheveux châtains et des yeux plus ou moins gris, caractères qui paraissent être propres à la race Celtique. Cependant les yeux bruns ne sont pas rares. Témoigneraient-ils de l'existence dans ces provinces de descendants soit d'Ibères Aquitains, soit de Ligures ? Quelques blonds aux yeux bleus se font aussi remarquer principalement dans les régions du Nord-Est, anciennement envahies par les conquérants venus, soit de Germanie, soit de Scandinavie. »

Les iris clairs se rencontrent cependant, aussi plus au sud, particulièrement dans le pays basque et dans le midi de l'Espagne.

En Asie, J. Barrow signale des Tartares Mandchoux[1] chez lesquels les iris bleu clair étaient très répandus. D'après Prichard et Rousselet, les yeux bleus sont assez communs dans l'Inde et principalement chez les Kattees. Bon nombre d'Afghans ont, d'après Fraser, la peau bronzée et les yeux bleus. Enfin, les colorations iriennes claires se rencontrent souvent chez les Abassiens, les Kirghis, les Souanes et autres habitants de l'Asie.

En Afrique, dans l'état actuel de science, il faut admettre que, dans les milieux réellement nègres, il ne s'est jamais rencontré de blonds, en dehors de l'albinisme.

En Amérique, certaines peuplades, telles que : les Boromans (Andes Chiliennes), les athapascans (Mackenzie), les Antisiens (d'Orbigny) sont encore des représentants du type blond.

[1] *Travels in China*, par J. Barrow. London, 1804.

Le type brun est caractérisé par des yeux foncés, et est beaucoup plus commun que le type blond. En Europe, les types bruns les plus remarquables sont : les Circassiens, les Pélagiens ou Albanais, les Ligures, les Basques, les Berbers, etc. Les Esquimaux, les Malais et les Polynésiens sont autant de types bruns.

Chez les Arabes, les yeux sont bruns. Les Kabyles ont l'iris foncé, mais moins que les Arabes. Sur le marché de Souk-el-Arbah, Pruner-bey a remarqué plusieurs Kabyles ayant les yeux gris et chez lesquels cette coloration coïncidait avec une blancheur relativement notable de la peau qui était parsemée de taches de rousseur et avec des cheveux roux. Chez le nègre, les yeux sont d'un brun très foncé; souvent même il est difficile de distinguer la pupille de l'iris.

La race rouge a l'œil noir. Les Calédoniens, d'après M. Bourgarel, ont l'iris d'une teinte orangée sombre.

En somme, c'est en Europe que les iris clairs sont le plus répandus. En France, la grande majorité des yeux est bleue ou grise.

M. le professeur Lacassagne a bien voulu nous laisser copier les signalements de 600 individus recherchés par la police. Nous avons obtenu les résultats suivants, que nous publions comme ils étaient inscrits, malgré les dénominations défectueuses dont sont gratifiés certains iris au point de vue du ton de la couleur.

Yeux gris. . . .	160	Yeux chatain clair . .	30
— chataine . .	104	— chatain foncé. .	7
— roux. . . .	74	— gris roux . . .	11
— bleus . . .	86	— gris noir . . .	3

Yeux noirs.	67	Yeux marrons . . .	2
— bruns . . .	35	— verts	1
— gris bleu . .	30		

Nous avons dit au commencement de ce chapitre que les couleurs des yeux et des cheveux concordaient généralement. Toutefois, chacun sait également qu'il existe des exceptions à cette règle. Ainsi, en France, la beauté proverbiale du type Arlésien est due en grande partie à la présence simultanée de cheveux bruns et des yeux bleus. D'autre part, nous lisons dans l'ouvrage du marquis de Custine [1], qu'on rencontre à Alicante deux races bien distinctes; l'une ayant les cheveux bruns, le teint fortement coloré et les yeux très bleus, tandis que l'autre présente une peau fort blanche, des cheveux blonds et des iris d'un brun foncé.

A Goëttingue (Hanôvre), Ruete sur 100 personnes à iris bleus en a trouvé 77 ayant des cheveux clairs et 23 des cheveux foncés, tandis que sur 100 individus à iris bruns, la chevelure était foncée chez 82 et claire chez 18.

Un dernier exemple : le Dr Argelliès a compté dans le pays Basque, sur 47 individus, 22 fois des yeux clairs, dont 14 fois bleus et 25 fois bruns, tandis que les cheveux n'ont pas été blonds une seule fois. Dans deux cas ils étaient roux. Les autres étaient noirs ou châtain foncé.

Identité physiologique et individuelle

Certains signes physiologiques seront absolument précieux pour la recherche de l'identité d'un individu.

Quelques auteurs, parmi lesquels, je citerai le Dr Cor-

[1] Custine. *Voyage en Espagne*. Paris, 1837.

naz[1], de Neuchâtel, ont étudié les changements de coloration que subissait l'iris pendant la durée de la vie humaine. Les renseignements qu'il donne à ce sujet, nous ont paru dignes d'être rapportés parce qu'ils peuvent souvent aider l'expert, quand il se trouvera interrogé sur l'identité d'une personne dont on ne possèderait qu'un signalement déjà très ancien. Cet auteur constate que, lors de la naissance, l'iris est ordinairement assez clair, et que ce n'est que petit à petit qu'il prend enfin la teinte qu'il conservera pendant l'âge adulte. D'autre part, chez l'enfant, le rebord pupillaire qui est ordinairement d'une couleur sombre devient de plus en plus pâle. Du reste, on sait que les premiers cheveux des enfants sont généralement d'une teinte plus foncée que ceux qu'il aura à l'âge adulte.

Par contre, dans la vieillesse, les yeux tendraient à prendre une teinte plus pâle, teinte rendue encore plus apparente par la présence de l'arc sénile (gérotoxon), qui ne laisse voir l'iris qu'à travers une cornée légèrement opaline à la périphérie. Ce signe peut toutefois faire défaut. Ainsi dans le compte rendu de l'autopsie de la centenaire de *Tring*, âgée de cent onze ans, publié par Duncan (*the Lancet*, 30 janvier 1875, p. 150) on trouve que les altérations ordinairement liées à la vieillesse ont fait défaut y compris l'arc sénile.

Les différentes anomalies congénitales de l'iris, présenteront, au point de vue de l'identité physiologique, un intérêt plus considérable, car l'art est incapable de remédier à ces sortes d'infirmités.

[1] *Archives d'Ophtalmologie*, 1853.

Le coloboma de l'iris est le vice de conformation le plus fréquent de cette membrane.

Il est constitué par un arrêt de développement embryonnaire et caractérisé par une solution de continuité du diaphragme irien, dirigée presque toujours en bas et en dedans et terminée par une extrémité arrondie de telle sorte que la pupille devient piriforme. La partie supérieure seule de la pupille est mobile, si bien que lorsqu'il y a resserrement pupillaire, on voit la partie supérieure se rapprocher de l'angle inférieur qui demeure à peu près immobile.

Le coloboma est toujours congénital; il siège habituellement sur un seul œil et se rencontre souvent concurremment avec d'autres vices de conformation de l'œil, tels que l'absence de cristallin, le coloboma des paupières, une cataracte congénitale, le coloboma choroïdien, etc.

Cet arrêt de développement coïncide généralement avec de l'hypermétropie et surtout de l'astygmatisme régulier.

Un autre genre d'anomalies congénitales consiste dans l'irrégularité de la forme de la pupille et dans l'ectopie de cette membrane.

On sait que la pupille à l'état normal est toujours située en dedans du diamètre vertical et légèrement au dessous du diamètre horizontal de l'iris; mais la pupille peut être située d'une façon absolument excentrique et n'être séparée du bord ciliaire de l'iris que par une bande très mince de cette membrane.

Cette anomalie est généralement héréditaire et peut coïncider avec une luxation du cristallin. Il ne faut pas oublier que chez les enfants qui se livrent à la masturbation l'iris, d'après C. Barbier, est porté en haut et en dedans.

L'iris peut faire défaut. Tantôt l'aniridie est complète, tantôt incomplète. Dans ce dernier cas, l'iris n'est alors représenté que par un anneau très étroit ou par un croissant plus ou moins délicat. Une légère amblyopie et de l'éblouissement sont les conséquences de cette anomalie qui doit être considérée comme un arrêt de développement plutôt que comme un vice de conformation de la membrane irienne. L'aniridie, pour Ruete, Gutbier et Solberg-Wells, est souvent héréditaire et coïncide avec d'autres lésions analogues à celles citées plus haut à propos du coloboma irien.

La polycorie ou la multiplicité des pupilles se rencontre très rarement. Ce vice de conformation de l'iris est caractérisé par la présence de plusieurs autres pupilles entourant l'ouverture irienne normale qui peut conserver les mêmes dimensions ou bien manquer totalement. Von Ammon a nommé irido-dyastasie le cas de polycorie dans lequel l'iris est percé de petites fentes sur sa périphérie.

Si la polycorie est congénitale et que l'accomodation soit conservée ces ouvertures supplémentaires ne gènent aucunement la vision.

La persistance de la membrane pupillaire est plus fréquente que la polycorie. Toutefois, d'après Zehender et de Wecker, la science en compte à peine une vingtaine de cas réunis dans une thèse de Lyon par M. le docteur Gire, qui y a ajouté trois observations personnelles (Lyon 1884).

Suivant Beer et Wardrop, cette anomalie disparaîtrait

parfois avec l'âge ; mais cette assertion ne semble pas prouvée.

Dans tous les cas, elle est caractérisée par une bande de tissu irien qui passe au-devant du champ pupillaire ; tantôt cette bande est incolore, tantôt elle est brunâtre ou blanchâtre.

La vue généralement est bonne chez les individus qui présentent une persistance de la membrane pupillaire ; souvent on a constaté soit une légère myopie, soit de l'hypermétropie, soit d'autres lésions congénitales et même du strabisme.

L'intervention est donc contre-indiquée. Seule, l'iridectomie pourrait être utilement pratiquée dans le cas où la membrane pigmentaire serait trop épaisse et pourrait gêner la vision.

Les anomalies de coloration (hétérophtalmie) sont sans importance pour la vision, mais présentent aussi un caractère précieux pour la recherche de l'identité d'une personne.

Ces anomalies sont variées à l'infini ; tantôt l'iris rappelle, par sa coloration étrange, la stratification du granit, tantôt sa surface présente des raies d'une couleur plus foncée ou plus claire que le fond de la membrane, tantôt enfin, comme il nous a été donné de le constater sur une enfant qui se présentait à la consultation de notre maître, M. le professeur Gayet, l'iris est partagé en quatre segments égaux dont deux étaient jaunâtres et les deux autres bleus.

Les altérations de coloration de l'iris, très fréquentes sur les animaux chez lesquels elles sont connues sous le nom d'*œil vairon*, ne présentent, outre l'intérêt que peut y trouver le médecin expert, aucune importance chez l'homme, si ce n'est à cause des changements de couleur qui ont été signalés comme l'un des symptômes de l'iritis. Aussi, d'après Sichel, devra-t-on toujours s'enquérir auprès du malade atteint de ce vice de conformation, si la différence de coloration a toujours existé.

La décoloration de l'iris peut être complète sans reconnaître pour cause une lésion pathologique. Cette anomalie coïncide généralement avec les signes d'une vieillesse anticipée, tels que la décoloration des cheveux et de la barbe et l'apparition d'une cataracte.

Toutes ces anomalies sont toujours congénitales et souvent héréditaires.

Enfin, comme dernier signe d'identité physiologique, nous citerons l'albinisme, dont les signes du côté de la pupille, sont caractérisés par une absence de pigmentation du stroma iridien et par la présence d'une coloration d'un rose vif de la membrane pupillaire.

Le docteur Cornaz cite un cas dans lequel un albinos vit, à l'âge adulte, ses cheveux brunir et sa pupille se rapprocher de la teinte grise commune. Des faits de ce genre sont excessivement rares.

Identité pathologique

L'opération de l'iridectomie, les lésions de l'iris qui peuvent résulter d'un traumatisme quelconque de cette membrane, telles que synéchies, décollement, déchirure, hernie ou enclavement de l'iris, sont autant de signes pathologiques utiles dans la détermination de l'identité.

L'iridectomie fournira la preuve d'une intervention

chirurgicale pour des affections dont il sera possible parfois de préciser la nature, et, pour n'en citer qu'un exemple, elle pourra être donnée comme signe de probabilité d'une affection syphilitique qu'on pourrait avoir intérêt à dissimuler et dont il n'existerait que des traces douteuses.

Comme il peut aussi se présenter des cas où l'iridectomie pourra être niée, on ne devra pas oublier que les éléments du diagnostic différentiel de l'iridectomie du coloboma et des déplacements pupillaires sont tirés en grande partie de l'examen de la cornée qui garde toujours, sous forme de cicatrice blanchâtre, la trace des anciennes sections ou déchirures.

Les enclavements sont parfois des témoins précieux dont la présence jette la lumière sur d'anciennes plaies cornéennes, de même d'ailleurs que les hernies, les décollements, etc. Et nous sommes convaincus que, dans bien des circonstances, l'identité d'un cadavre pourrait être facilement confirmée par l'examen des affections iriennes qui sont si souvent consécutives aux maladies oculaires de l'enfance. Enfin nous devons ajouter que la variole laisse souvent des synéchies consécutives à l'évolution de pustules cornéennes.

Identité thanatologique

Sous ce titre, nous étudierons quels sont les signes de la mort fournis par la pupille. Mais ici nous croyons qu'il est bon de définir ce que l'on entend par pupilles dilatées, moyennes et rétrécies. La plupart des anatomistes donnent au diamètre des pupilles moyennes une dimension de

4 millimètres. L'appréciation de cette mesure étant assez difficile à établir, nous userons de la méthode qu'a proposée M. Gauché dans son article sur les caractères fournis par la pupille en médecine légale (Congrès international de médecine légale, août 1878), et, rapprochant les dimensions approximatives de la pupille de celles de la zone irienne tout entière, nous dirons qu'une pupille est moyenne lorsque son diamètre peut être sensiblement évalué au tiers du diamètre de l'anneau irien. Il y aura, par le fait, mydriase ou myosis toutes les fois que le diamètre pupillaire sera supérieur ou inférieur à cette dimension moyenne.

Nous avons puisé d'utiles renseignements sur l'identité thanatologique dans l'article « Mort et Agonie » du *Dictionnaire encyclopédique* et dans la Thèse inaugurale de Muller (Strasbourg, 1870).

Contractée pendant l'agonie, la pupille se dilate brusquement au moment de la mort; tel est le fait le plus général et qui fournit à la fois un signe d'agonie et de mort. *Dilatatur in ipsa morte*, dit Haller, qui, voyant la pupille tellement dilatée, crut qu'elle n'existait plus.

M. le Dr Bouchut, ajoute que pendant le sommeil, comme pendant l'agonie, la pupille est fortement contractée et présente à peine un diamètre de un à deux millimètres :

« L'homme endormi dont on ouvre les paupières, pas plus que l'homme agonisant, n'est sensible aux images qui l'entourent ».

Mais au moment de la mort, la pupille s'élargit brusquement. En effet, le moteur oculaire commun qui innerve le sphincter irien meurt le premier, tandis que les fibres radiées innervées par le grand sympathique qui survit encore, dilatent la pupille.

Toutefois, la dilatation pupillaire peut, dans certains cas, exister avant la mort comme, par exemple, dans l'empoisonnement par la belladone.

Cette dilatation ne persiste malheureusement que pendant quelques heures. Si ce phénomène pouvait durer, dit M. Bouchut, ce serait un excellent signe de mort. La pupille se rétrécit au moment où le dilatateur cesse d'agir. La rigidité et l'évaporation de l'humeur aqueuse font rapidement disparaître la dilatation primitive.

Lorsque l'iris cesse de se contracter sous l'action de la lumière, le galvanisme peut encore, pendant deux ou trois heures (d'après Nysten), avoir de l'action sur ses mouvements. L'action de l'atropine et de l'ésérine ne persiste que pendant un quart d'heure après la mort.

M. le Dr Ripault a proposé de comprimer l'œil de haut en bas ou même horizontalement, de façon à hâter la production d'un signe qui est à peu près infaillible. Ce signe qui se montre naturellement, mais assez longtemps après la cessation de la vie, c'est l'irrégularité pupillaire.

Quelques auteurs veulent avoir observé une modification dans le diamètre de la pupille bien longtemps après la mort. Muller raconte que « Gorry croit l'avoir observée douze heures après la mort sur l'œil d'un individu atteint d'hydrophobie ».

« Je crois qu'il faut assigner comme limite aux modi-cations de la pupille celles que le professeur Tourdes a indiquée, c'est-à-dire la rigidité musculaire » (Muller, Thèse de Strasbourg, 1870).

Enfin, comme signe éloigné de la mort, signalons un caractère dont l'importance n'échappera à personne.

S'appuyant sur ce fait que la belladone, même un quart d'heure après la mort, amène la dilatation de la pupille et que, passé ce laps de temps, la pupille soumise à l'influence de l'atropine reste immobile.

Muller dit que si l'on met de l'atropine dans l'œil d'un sujet dont la mort est douteuse sans provoquer de dilatation au bout d'une heure, on pourra affirmer la mort.

Le moyen peut même être employé dans le cas de mort douteuse à la suite de l'empoisonnement par l'opium, car l'atropine triomphe du myosis qui occasionne l'absorption des poisons narcotiques et amène de la mydriase.

En terminant ce chapitre, nous dirons que les signes fournis par la pupille dans la mort par asphyxie sont à peu près identiques, soit qu'elle ait été déterminée par submersion, pendaison, strangulation, suffocation ou par la respiration de gaz méphitiques.

En effet, dans ces différents cas de mort violente, la pupille est généralement dilatée.

Mais comment se comporte l'iris chez les décapités ? Nous avons trouvé dans le Journal de M. Dor (1re année) le résumé de deux observations d'Holmgren relatives à ce sujet. Dans les deux cas, les pupilles, neuf secondes après la décollation, étaient contractées, vingt secondes après, elles se dilatèrent et restèrent dilatées deux minutes pour se contracter légèrement ensuite et rester définitivement dans cet état.

CHAPITRE III

TROUBLES FONCTIONNELS. — TRAUMATISMES. — CORPS ÉTRANGERS. — COMPLICATIONS

§ I. — Troubles fonctionnels

Ces différentes considérations faites, pénétrons maintenant au cœur de notre sujet et passons en revue les différentes causes qui peuvent amener soit des troubles fonctionnels, soit des lésions inflammatoires de l'iris.

Les causes nombreuses susceptibles de troubler les fonctions de l'iris, peuvent être classées sous deux chefs principaux, à savoir : I° les maladies proprement dites comprenant : 1° les empoisonnements ; 2° les affections du système nerveux ; II° les traumatismes.

Les causes rangées dans la première catégorie n'occasionnent que des troubles fonctionnels; tandis que les traumatismes pourront être la cause déterminante, non seulement de troubles fonctionnels, mais aussi de lésions inflammatoires avec toutes leurs conséquences.

Dans un premier chapitre nous étudierons les modifications que subit l'iris à la suite de l'ingestion de certains poisons. Un second chapitre sera consacré à l'examen des lésions qui pourront survenir à la suite de traumatismes produits par des contusions, des instruments tranchants et piquants, et enfin par la pénétration de corps étrangers dans la chambre antérieure.

A. — *Empoisonnements*

L'absorption de certaines substances amène en même temps que des signes généraux d'intoxications des troubles fonctionnels de la membrane irienne.

Certaines de ces substances amènent de la mydriase, d'autres du myosis.

Parmi les premières nous inscrirons d'abord les alcaloïdes de la belladone (atropine) du datura stramonium (daturine) et de la jusquiame (hyoscyamine) qui ont entre eux des relations très intimes, tant au point de vue de de leur constitution chimique, qu'à celui de leurs effets physiologiques sur la pupille. Aussi a-t-on été jusqu'à les considérer comme entièrement identiques.

La belladone, le datura et la jusquiame produisent les mêmes effets physiologiques, quoique moins accentués que ceux de leurs alcaloïdes, nous nous contenterons d'étudier spécialement l'action de ces derniers.

Soit qu'une solution des alcaloïdes précipités, ait été instillée dans le sac conjonctival, soit que le poison ait agi sur l'organisme tout entier, on voit se produire une dilatation pupillaire et une paralysie de l'accomodation.

Des doses extrêmement minimes d'atropine peuvent

provoquer cette dilatation. D'après Graefe, 0,0001 suffit simplement ; d'après de Ruiter 0,0000005 seraient seulement nécessaires. Tous les observateurs, parmi lesquels nous citerons de Ruiter, E.-H. Weber, Grunhägen, Hirschmann et Bezold reconnaissent que cette dilatation résulte d'une paralysie des terminaisons du moteur oculaire commun dans l'iris même. En effet, Flemming a dilaté une partie seulement de la membrane irienne par une application limitée d'une solution d'atropine.

Le sphincter de la pupille, d'après Dogiel et Bernstein, reste longtemps sensible aux excitations directes, et de Ruiter a montré qu'il perd son excitabilité, quand l'alcaloïde a agi sur lui à doses élevées.

Quand la dilatation de l'iris est arrivée au maximum, le moteur oculaire commun n'est plus seul paralysé, mais, à ce moment, comme Cramer, Donders et de Ruiter l'ont démontré, les filets du grand sympatique ou dilatateur pupillaire le sont aussi.

Welz a remarqué qu'après une perforation de la cornée, la pupille ne se dilatait pas tant que la plaie cornéenne n'était pas cicatrisée.

Cette opinion ainsi formulée nous paraît trop absolue ; cependant une chose hors de doute, c'est que les lésions cornéennes jouent un grand rôle dans l'absorption de l'atropine, et que la dilatation pupillaire sous l'influence de cet agent est le symptôme avant-coureur d'une détente qui amène la guérison.

La dilatation de la pupille permet à un trop grand nombre de rayons de pénétrer dans l'œil et amène de l'éblouissement par suite de la paralysie de l'accomodation. Cette dernière doit être attribuée à une paralysie des rameaux ciliaires de l'oculo-moteur. Le muscle ciliaire ne pouvant plus rapprocher ses deux points d'insertion, la courbure de la surface antérieure du cristallin, cesse de pouvoir se modifier, suivant que l'objet que l'on regarde est éloigné ou rapproché. Toutefois, les symptômes de cette perte de l'adaptation, varient suivant l'état de réfringence des milieux oculaires. Un œil emmétrope distingue les objets éloignés, mais ne voit plus rien distinctement de près. La faculté visuelle d'un œil myope est d'autant moins altérée que sa myopie est plus accentuée, car sa portée la plus éloignée reste la même et il distingue toujours bien les objets à cette distance. C'est l'œil hypermétrope qui souffre le plus de la perte de l'adaptation, car la vue des objets éloignés ne lui est plus possible, qu'avec le secours de verres convexes.

Schneller et Flechner ont publié les résultats obtenus par plusieurs médecins de Vienne, qui ont fait avec l'atropine, des expériences sur eux-mêmes. Les résultats sont les mêmes que ceux obtenus par Lusanna, Schroff, Licthtenfels et Frolich.

Or il a été constaté que l'atropine et les alcaloïdes de la même série étaient très rapidement absorbables. Des doses de 0,003 d'atropine, indépendamment des phénomènes généraux d'intoxication, déterminaient du côté de la pupille, 25 à 30 minutes après l'ingestion du poison, de la dilatation, puis des troubles variés de la vision, objets vus colorés ou comme à travers un brouillard, de la diplopie et de l'injection de la conjonctive. Si l'absorption d'une nouvelle dose d'atropine n'a lieu, ces phénomènes augmentent rapidement pour décroître ensuite petit à petit et disparaître complètement au bout de quatre à cinq jours.

On pourra rechercher la présence de ce poison dans les urines avec lesquelles il s'élimine.

Certaines substances dites myotiques provoquent la contraction de la pupille. Nous allons les passer successivement en revue, et décrire rapidement leurs actions physiologiques sur la pupille.

Les alcaloïdes de la fève de Calabar (ésérine ou physostigmine) des feuilles du jaborandi (pilocarpine) et de l'anamita muscaria (muscarine) possèdent une action physiologique diamétralement opposée à celle du groupe que nous venons d'étudier.

Ainsi les organes que les alcaloïdes du groupe précédent paralysaient, vont être excités par ces derniers, qui jouiront par conséquent de la propriété de rétrécir la pupille.

L'action de la physostigmine ou ésérine a été étudiée par un grand nombre d'auteurs, parmi lesquels nous citerons Fraser, Harley, Lenz, Vintschgau, Bauer, Laschkewitsh, Bezold, Rossbach, Heidenhain, Damourette et Röber.

On n'a pas déterminé à quelle dose cet alcaloïde produisait la mort chez l'homme, toutefois on peut dire avec Harnarck que 0,0005 à 0,001 suffisent pour provoquer l'apparition de phénomènes toxiques.

Indépendamment des signes d'empoisonnement général, qui ne doivent pas nous occuper ici, on constate du côté de la pupille après l'absorption d'ésérine, les troubles fonctionnels suivants : Dix ou quinze minutes après l'instillation de physostigmine dans l'œil, la pupille commence à se rétrécir fortement, mais d'après Bauerlein cet organe manifeste encore une certaine réaction, sous l'influence d'une vive lumière, alors même qu'il a atteint son maximum de rétrécissement. Tout d'abord, il se produit une augmentation de l'énergie de la faculté accomodatrice, mais peu à peu il survient un spasme de l'accomodation. Le spasme dure moins longtemps que le myosis; deux heures après l'instillation du poison il a disparu.

Il est à peu près certain que le rétrécissement pupillaire et le spasme de l'accomodation dépendent d'une contraction spasmodique du sphincter pupillaire et du muscle ciliaire déterminée par l'excitation des terminaisons du nerf moteur oculaire commun.

Le sympathique et le muscle dilatateur de la pupille ne se paralysent pas sous l'influence de l'ésérine comme le prétendait Fraser. En effet, la pupille ne présentant plus qu'un diamètre de 3 millimètres, à la suite d'instillation d'ésérine peut se dilater jusqu'à 8 millimètres sous l'influence de l'irritation du sympathique cervical.

L'absorption de l'ésérine peut se faire par toutes les muqueuses. On retrouve ensuite cet alcaloïde dans le sang et le foie : puis il s'élimine avec la salive et la bile. Jamais on en a trouvé dans les urines (Laborde, Leven, Dragendorff et Pander).

Nous devons ajouter que les effets de cet alcaloïde se manifestent avec beaucoup moins d'intensité sous l'influence de l'empoisonnement général que lorsque la solution a été instillée dans le sac conjonctival.

La pilocarpine alcaloïde du jaborandi, donne des effets analogues, mais beaucoup plus éphémères ; ainsi quand on a instillé dans l'œil 0,001 de pilocarpine en solution, on constate que dix minutes après la pupille commence à se rétrécir et qu'au bout de 20 à 30 minutes ce rétrécissement a atteint son maximum. Cet état persiste pendant trois heures, puis il diminue. Au bout de vingt-quatre heures la pupille a repris sa dilatation normale.

D'après Tweedy il survient quinze minutes après l'instillation de la solution de pilocarpine, un spasme de l'accomodation qui persiste pendant quatre-vingt-dix minutes et qui s'accompagne d'une diminution de l'acuité visuelle.

La muscarine, alcaloïde de l'amanita muscaria, détermine la production d'effets physiologiques à peu près analogues à ceux qu'occasionne l'ésérine. Nous donnerons rapidement le résumé des travaux que Schmiede berg, Koppe, Bogoslowski et Krenchel ont fait sur cette question :

Une dose de 0,005 de muscarisne pure amène chez l'homme de graves accidents.

Les effets de la muscarine sur l'œil consistent en un rétrécissement pupillaire, et en un spasme de l'accomodation.

Il existe certaines différences dans les modes d'action de la muscarine et de l'ésérine. Ainsi la physostigmine exerce plus facilement son action sur la pupille et ne trouble l'accomodation que si elle est employée à doses très élevées. La muscarine, au contraire, agit très rapidement sur l'accomodation et ne produit le rétrécissement pupillaire que d'une façon très inconstante. Mais le rétrécissement une fois produit persiste plus longtemps que celui qui est déterminé par l'ésérine.

Enfin le spasme d'accommodation provoqué par la muscarine met près de deux fois plus de temps à disparaître qu'à se produire.

La muscarine s'absorbe facilement et s'élimine en nature par les reins.

Nous citerons en passant parmi les substances myotiques l'alcaloïde du tabac, la nicotine dont l'absorption détermine constamment un rétrécissement pupillaire, qui paraît devoir être attribué au nerf moteur oculaire commun.

Chez l'homme des doses très petites de nicotine (0,001 à 0,003) amènent des accidents toxiques.

Cet alcaloïde s'élimine avec les produits de sécrétion, on en trouve dans la salive et les urines (Dragendorff).

La strychnine et la brucine, alcaloïdes de la noix vomique et de la fève de Saint-Ignace ainsi que le curare et l'alcaloïde tétanisant de l'opium, la thébaïne, produisent sur l'iris des effets à peu près identiques. Toutefois, d'après les recherches de Falck, la strychnine possède un pouvoir tétanisant 24 fois plus fort que celui de la thébaïne et 38 fois plus énergique que celui de la brucine. Néanmoins les actions physiologiques de ces différents alcaloïdes, étant les mêmes, nous étudierons simplement le plus commun d'entre eux ; j'ai nommé la strychnine.

C'est un poison très violent, 0,030 suffisent d'après Husemann pour tuer un homme de taille moyenne.

Dans l'empoisonnement par la strychnine, les pupilles sont contractées. D'après Hippel, l'intoxication par la strychnine amène un agrandissement du champ chromatique pour le bleu et non pour le blanc (Cohn). L'acuité visuelle est légèrement augmentée, le champ de la vision éprouve un agrandissement persistant.

L'élimination se produit avec la salive et les urines, mais ne commence à se faire que plusieurs jours après l'absorption du poison et d'après Masing et Gay demande deux jours pour être complète.

Parmi les nombreux alcaloïdes de l'opium, la morphine, la narcéine et la narcotine ont des actions physiologiques bien connues. Le mode d'action de ces différentes substances sur l'iris est du reste le même.

Après l'absorption de l'un de ces alcaloïdes la pupille est généralement fortement rétrécie pendant tout le temps qu'agit le poison. Ce fait n'est du reste pas expliqué d'une manière satisfaisante; au lieu de rétrécissement, on a parfois observé une dilatation qu'on a attribuée à une paralysie du moteur oculaire commun et à une irritation du sympathique (Harley Gscheidlen).

D'après Graefe avec le rétrécissement pupillaire coïncide un spasme de l'accomodation.

B. — *Agents anesthésiques*

Nous devons enfin citer pour terminer la série des modifications physiologiques que subit la pupille, sous l'influence des poisons stupéfiants, les effets de certains agents anesthésiques, tels que le chloroforme et l'éther sur le diaphragme irien.

Comment se comportent les pupilles pendant l'anesthésie? MM. Budin et Coyne ont fait à ce sujet différentes expériences qui ont été publiées en 1875 dans les Archives de physiologie.

Pendant la première période, lorsque l'excitation survient, la pupille jusqu'alors mobile devient insensible à la lumière, et se dilate. Après la période d'excitation, la dilatation augmente progressivement. Si on commence l'opération, la pupille se dilate de nouveau, mais si on attend encore un peu, on voit la contraction persister, et même devenir considérable. Et si à ce moment on pince le sujet, les pupilles restent immobiles et en état de moyenne dilatation.

En résumé, des expériences de MM. Budin et Coyne, on peut conclure ainsi qu'il suit :

1° L'administration du chloroforme amène du côté de la pupille une série de modifications qui sont en rapport avec l'état de sensibilité ;

2° Pendant la période d'excitation la pupille est dilatée ;

3° Cette période passée, la pupille se contracte progressivement ;

4° Pendant l'anesthésie complète il y a : *a)* immobilité absolue de l'organe ; *b)* un état de contraction.

Si, pour compléter ces observations il nous est permis d'y joindre ce que nous avons pu observer nous-mêmes dans le cas où une injection préalable de morphine et d'atropine a été faite suivant la méthode de MM. Aubert et Morat. Nous ajouterons que cette nouvelle méthode d'anesthésie supprimant la période d'excitation, ne produit pas de dilatation pupillaire, et que dès le début de la narcose, l'iris a bien plus tôt de la tendance à la contraction et au rétrécissement pupillaire.

Il ne faudra pas confondre l'anesthésie chloroformique et l'anesthésie asphyxique. Claude Bernard a donné les signes différentiels de ces deux états.

Pendant l'asphyxie simple, les pupilles restent dans un état intermédiaire à la dilatation et à la contraction, puis, à la fin, lorsque surviennent les phénomènes convulsifs, elles se dilatent très largement. M. Faure a constaté des phénomènes analogues.

Le protoxyde d'azote et le nitrite d'amyle n'agissent comme l'ont démontré MM. Jolyet, Blanche, Vulpian et Bourneville, que par l'asphyxie qu'ils déterminent et les signes pupillaires constatés pendant l'anesthésie par ces substances seront les mêmes que ceux de l'asphyxie.

C. — *Troubles d'origine nerveuse*

Les troubles fonctionnels de l'iris d'origine nerveuse, ou consécutifs à certaines affections cérébrales portent sur la pupille et sont caractérisés par la contraction ou la dilatation exagérées de celle-ci.

La mydriase nerveuse est celle qui s'observe, soit à la suite de la paralysie du nerf de la troisième paire, soit consécutivement à l'hyperesthésie du grand sympathique.

Dans ce cas, la dilatation pupillaire n'atteint pas les limites extrêmes qu'elle présente à la suite de l'instillation d'un collyre à l'atropine. Cette mydriase nerveuse est incomplète, ce que Kuete a démontré en instillant de l'atropine dans l'œil d'un individu, atteint d'une paralysie du moteur oculaire commun, et en obtenant ainsi un maximum de dilatation. C'est alors que le grand sympathique, nerf dilatateur étant excité par l'alcaloïde, combine son action à celle du sphincter paralysé.

Cette dilatation est du reste accompagnée de tous les autres symptômes de la paralysie de la troisième paire.

Généralement, elle est bornée à un seul œil ; dans le cas où on l'observe des deux côtés on peut affirmer presque à coup sûr qu'elle est congénitale ou d'origine cérébrale; dans ce cas elle est la conséquence de certaines affections des centres nerveux, telles que l'hydrocéphalie, la paralysie générale, la méningite chronique et la fin de la période des convulsions cloniques de l'épilepsie *(Spring-Symptomatologie)*.

Enfin certaines affections de la base du crâne ou bien encore des tumeurs occupant la région de la protubérance annulaire, peuvent produire de la mydriase par compression du nerf de la troisième paire.

Inutile de dire que le traitement dans ces cas-là, ne saurait être local et qu'il doit s'appliquer à la cause de ce trouble fonctionnel.

Toutes les affections telles que la méningite au début, l'urémie, l'éclampsie, la congestion cérébrale, qui congestionnent les méninges, amènent du myosis.

La myélite, la méningite rachidienne, l'ataxie locomotrice, certaines tumeurs intra-rachidiennes provoquent aussi le resserrement de la pupille.

Enfin il est un myosis nerveux, qui survint chez certains individus, tels que les horlogers, les bijoutiers et les peintres en miniature qui soumettent leur vue à une application soutenue. Le myosis dans ce cas est la conséquence d'une contracture permanente du sphincter irien survenant à la suite d'une contraction pupillaire trop prolongée.

L'électrisation du centre cilio-spinal doit être mentionnée comme mode du traitement de cette affection.

Nous devons rappeler aussi que chez certains cardiaques la pupille présente quelquefois une contraction bilatérale permanente. Giovanni (*Annali universali di medicina et chirurgia*, février 1875) a rencontré ce phénomène chez trois individus ; l'un avait un rétrécissement avec insuffisance aortique et était en proie à une dyspnée constante, l'autre avait un rétrécissement mitral avec insuffisance tricuspide et souffrait aussi d'accès dyspnéiques, enfin le troisième, présentant une insuffisance mitrale, était sujet à des accès d'asthme.

L'auteur admet que dans des cas semblables la contraction pupillaire est due à une paralyxie du sympathique.

D. — *Des Maladies simulées.*

Autrefois on considérait la dilatation et l'immobilité de la pupille comme un signe pathognomique de l'amaurose.

Pour amener la production de ce symptôme, les simulateurs employaient les préparations belladonées. Percy, nous dit Boisseau dans son *Traité des maladies simulées de l'appareil de la vision*, raconte que ce moyen fut pour la première fois employé par des étudiants en médecine, et que plus de deux cents jeunes gens si firent ainsi libérer du service militaire. M. Champouillon a vu dans un conseil de révision plusieurs conscrits avoir recours à ce moyen de simulation. Enfin le tribunal correctionnel d'Aix a condamné dans le temps plusieurs conscrits qui avaient fait usage d'extrait de belladone pour simuler une amaurose de l'œil droit.

La mydriase symptomatique de l'amaurose peut être facilement distinguée de la mydriase artificielle. En effet, dans l'amaurose vraie, la rétine du côté malade qui n'est plus sensible à l'excitation lumineuse n'amène plus la contraction pupillaire, mais si l'on vient à exciter l'œil sain au moyen de la lumière, la pupille du côté malade se contractera légèrement par action réflexe, tandis que dans la mydriase artificielle, on n'obtient la contraction de la pupille par l'excitation d'aucun des yeux.

M. Lacronique, pour s'assurer de la réalité de la simulation, a conseillé d'instiller une préparation d'ésérine dans l'œil de l'individu qu'on suppose un simulateur. Par ce moyen au bout de ving-cinq minutes la pupille se resserre d'une façon appréciable tandis que si la mydriase était la conséquence d'une paralysie réelle l'ésérine ne produirait pas la contraction pupillaire. Toutefois cette dernière assertion a été contredite dans un Mémoire que Donders a fait sur l'action des mydriatiques et des myotiques et qui a été publié dans les *Annales d'Oculistique*, 1865.

De Graefe a conseillé, dans le but de dévoiler cette supercherie, un certain procédé très ingénieux que nous trouvons dans Boisseau, et que nous avons vu employer avec succès il y a quatre ans par M. le professeur Gayet.

« De Graefe a conseillé dans ce but l'emploi d'un verre prismatique un peu fort des numéros 8 à 10 que l'on place devant l'œil sain et dont on dirige la base soit en bas, soit en haut ; si l'on a affaire à un simulateur, on détermine ainsi des images doubles des objets, le verre prismatique déplaçant l'image pour l'œil devant lequel il se trouve, tandis que l'œil prétendu malade voit l'objet à sa place réelle ».

Ce procédé peut être mauvais lorsque le simulateur est prévenu de la signification de la diplopie provoquée par l'interposition du prisme devant l'œil qui n'est pas sensé malade.

Mais M. H. Graefe [1] a modifié cet appareil ainsi qu'il suit: « Il provoque une diplopie monoculaire, en plaçant devant l'œil qui n'est pas sensé amaurotique, un prisme dont la base est horizontale et dont l'arète répond au diamètre horizontal de la pupille. Par ce moyen, le simulateur voit deux images superposées dont il doit accuser la présence sous peine de se trahir. On découvre ensuite l'œil déclaré amaurotique, qu'on avait tenu couvert jusque-là ; les deux images persistent, mais l'une est alors une image binoculaire, tandis que la seconde est monoculaire; vient-on par un mouvement imperceptible à déplacer un peu le prisme, de façon à ce qu'il recouvre tout le champ pupillaire, les deux images doivent disparaître, puisque la diplopie monoculaire n'existe plus. Si le sujet en observation persiste à accuser la présence de deux images, la simulation est évidente. »

D'autres procédés ont encore été inventés par le docteur Fles, MM. de Welzs, Laurence et Javal, mais leur étude nous entraînerait trop loin et sera mieux à sa place dans l'étude des maladies simulées du fond de l'œil.

[1] *Annales d'Oculistique*. Mai-juin, 1869.

§ II. — Traumatisme

Les blessures de l'iris qui sont limitées à cette membrane, et qui n'occasionnent pas de troubles du côté de l'appareil cristallinien, sont rares. Cependant nous en trouvons des exemples variés et nombreux dans le Recueil de la clinique ophtalmologique de la Faculté. Depuis 1878 on en a constaté chaque année, environ une dizaine de cas, au nombre desquels nous ne rangeons pas les faits nombreux où une lésion de l'iris s'est montrée comme premier signe d'ophtalmie sympathique, à la suite d'une blessure ayant intéressé l'autre œil.

Malgré la fréquence relative de pareilles observations la plupart des auteurs sont à peu près muets sur l'histoire de cette lésion et M. de Wecker, par exemple se contente de dire que les piqures de l'iris ne sont d'aucune importance quand elles n'intéressent pas le cristallin.

Etiologie. — Les causes qui le plus souvent occasionnent cet accident sont très variables.

Quand les blessures de l'iris sont produites par des instruments tranchants ou par des instruments piquants, les causes les plus ordinaires de cette lésion sont les canifs, les ciseaux, les aiguilles, les plumes métalliques, les poinçons, les couteaux ; Desmarres cite un cas dans lequel la blessure a été produite par un piquant de châtaigne. Dans d'autres cas, ce sont des fragments de verre, de porcelaine, de pierre qui viennent blesser la cornée et consécutivement l'iris. Yvert cite un cas dans lequel une blessure de la cornée et de l'iris fut la conséquence d'une chute sur le tranchant d'un escalier en pierre.

Dans les observations que nous avons étudiées, à côté des lésions iriennes produites par les causes que nous venons de signaler, s'en trouvent d'autres, au moins aussi fréquentes que nous sommes surpris de n'avoir vu signalées par aucun auteur, notamment les accidents par armes à feu (projectiles ou poudre). Dans une circonstance assez curieuse, nous avons même vu un simple soufflet avoir des conséquences graves pour l'iris, nous reviendrons du reste un peu plus loin sur ce fait.

Les lésions iriennes affectent souvent une marche spéciale suivant l'étiologie, nous les avons groupées d'après leur analogie, et avant d'étudier les complications communes à toutes les affections de cette membrane, nous croyons devoir dire quelques mots :

1° Des traumatismes consécutifs à l'action d'instruments piquants et tranchants;

2° Des traumatismes produits par des instruments contondants;

3° Des traumatismes occasionnés par des corps ayant agi comme projectiles.

A. — *Traumatismes produits par des instruments tranchants et piquants*

Lorsque le traumatisme est produit par un corps de petite dimension tel qu'un canif à lame mince ou une aiguille, il sera souvent impossible vingt-quatre ou même douze heures après l'accident de trouver aucune trace de la lésion, même à l'éclairage oblique. Le seul phénomène appréciable consistera d'après Desmarres, dans un resserrement de la pupille. Mais quand le corps vulnérant est volumineux comme un couteau, une plume métallique ou une paire de ciseaux, on rencontrera généralement une plaie plus ou moins étendue de la cornée, une solution de continuité de l'iris avec une hernie de cette membrane à travers la plaie cornéenne et enfin un épanchement de sang remplissant la chambre antérieure.

Dans les cas graves, suivis de réaction inflammatoire lorsque l'expert ne sera consulté que plusieurs jours, plusieurs semaines et même plusieurs mois après l'accident il ne pourra souvent pas affirmer qu'il s'agit d'une blessure de l'iris, car il lui sera souvent impossible de trouver la trace de la plaie sur une cornée en suppuration et il sera en face de lésions produites par l'iritis traumatique, telles que : iritis plastique avec formation de fausses membrannes, synéchies consécutives et même irido-choroïdite suppurée.

Cependant par contre, on peut avoir à examiner des cas analogues à celui dont parle Desmarres dans son *Traité des maladies des yeux* (1818) dans lequel la blessure, laissant après sa guérison une cicatrice infundibuliforme, il en résulte l'entraînement de la pupille dans le sens de la cicatrice. Devant un cas semblable, il est certain que l'on peut affirmer qu'on est en présence d'une blessure ancienne de l'iris.

Des cas analogues ne sont pas rares et actuellement se trouvent dans le service de notre maître le professeur Gayet un bel exemple d'une lésion n'ayant laissé d'autre trace qu'une irrégularité pupillaire pouvant faire croire, soit à une iridectomie chirurgicale, soit à un déplacement pupillaire.

Observation I

Le nommé François Pradal, âgé de 18 ans, entre dans le service de la clinique ophtalmologique, le 23 janvier 1884. Le malade sortait les rivets d'une chaudière quand un morceau de rivet se détachant, vint le frapper sur l'œil droit. Le morceau de fer était gros comme une noix. Il ne fit que frapper contre l'œil et tomba. La plaie s'est mise à saigner. Immédiatement après l'accident la vue était encore possible, mais à son arrivée à l'Hôtel-Dieu, trois heures après, elle était complètement abolie. A l'entrée du malade on constate une section de la paupière située à peu près sur la partie médiane. La section du voile palpébral est complète sur une hauteur de près d'un centimètre. Le corps qui devait être tranchant, a sectionné ensuite la sclérotique sur une ligne verticale tangente au bord interne de la cornée. La longueur de cette ligne sur le globe est de cinq à six millimètres.

La chambre antérieure est pleine de sang, l'iris paraît avoir été détaché sur son bord interne : une tache noire à ce niveau indique qu'il existe à ce niveau une pupille artificielle. L'œil est larmoyant, les vaisseaux du voisinage de la plaie commencent à s'injecter. Le lendemain, la section palpébrale étant assez franche, on fait une suture.

Le 28 janvier, le sang qui remplissait la chambre antérieure a complètement disparu ; la vision est revenue, le malade a une acuité de 1/5 à l'échelle de Monoyer. Au niveau de la plaie scléroticale existe un petit tubercule noirâtre. L'iris est complètement dilaté par l'atropine ; il va en s'amincissant en dedans, en haut et en bas et sous le bord interne du limbe cornéen, il n'est pas visible sur une hauteur de quatre à cinq millimètres correspondante à la plaie.

La cristalloïde antérieure présente une tache pigmentaire en haut et en dedans. La suture de la paupière a donné un bon résultat.

Le 4 février, le petit bouton noirâtre qui existait au niveau de la plaie sur la sclérotique, a pris un développement kystique. Il est de la grosseur d'une lentille, brillant, transparent et ressemblant entièrement à un kyste irien. Ablation de la tumeur par un coup de ciseaux.

Le malade sort guéri le 24 février, un mois après son entrée. Son acuité visuelle qui, avant l'accident, était la même pour les deux yeux, a baissé beaucoup chez l'œil malade. Ainsi l'œil sain a toujours une vision égale à 1 tandis que de l'autre côté elle est égale à 2/10. De plus, le malade présente de l'astigmatisme cornéen.

Dans le cas que nous venons de citer, une petite tache noire, située près du limbe cornéen, sur la sclérotique prouvait qu'il y avait eu rupture de cette membrane à ce niveau, et expliquait à la fois l'apparence de la lésion et le mécanisme par lequel elle s'était produite.

Pour poser le diagnostic d'une semblable lésion, il suffira de rechercher avec soin les renseignements que fourniront les membranes voisines et principalement la cornée. Toutefois, il est un point sur lequel le médecin expert devra être absolument fixé ; je veux parler des signes différentiels des colobomas traumatiques et congénitaux.

Le docteur Yvert, dans son *Traité des blessures de l'œil*, donne la solution de ce problème qu'il déclare être généralement facile à résoudre.

L'histologie nous démontre, en effet, qu'au moment où l'iris commence à apparaitre chez l'embryon, cette membrane n'a pas la forme circulaire qu'elle aura, lorsqu'elle sera définitivement constituée : elle présente d'abord, occupant la partie supérieure du globe de l'œil, un demi-anneau dont les deux extrémités s'avancent constamment, jusqu'à ce qu'ils arrivent à se réunir sur la ligne médiane. D'où il résulte qu'à un moment donné, l'iris a tout à fait la forme d'un fer à cheval, avec solution de continuité inférieure.

« Or, si à cette époque, pour une cause ou pour une autre, qui, le plus souvent nous échappe, survient brusquement un arrêt de développement, l'iris présentera naturellement une échancrure à la partie médiane et inférieure. Et c'est là précisément le siège exact du coloboma congénital. Si nous ajoutons à cette localisation spéciale que cette affection congénitale existe ordinairement des deux côtés; et qu'elle est souvent accompagnée de la même lésion dans la choroïde, ou de cataracte zonulaire, nous aurons, croyons-nous, des données suffisantes pour éviter l'erreur. Le coloboma résultant d'une blessure de l'iris, en effet, pourra occuper indistinctement tout le pourtour de cette membrane, et dans le cas même où il existerait à la partie inférieure, on ne le verra jamais occuper exactement la ligne médiane, ni présenter la régularité de l'échancrure par arrêt de développement. »

Le pronostic des blessures que nous venons d'étudier est très variable. Il sera bénin quand les blessures ne sont pas compliquées. Toutefois, dans des cas malheureusement trop fréquents, ces traumatismes peuvent entraîner la perte de l'organe, lors même que le cristallin n'est pas lésé.

Dans les cas d'enclavement de l'iris, à travers la plaie de la cornée, il est impossible à l'expert de prévoir toutes les conséquences de cet accident, même après la disparition des symptômes inflammatoires. Souvent, en effet, tel œil qui semblait guéri, devient tout à coup irritable et douloureux et cet état réclame une intervention chirurgicale qui semblait inutile au début, tel autre, au contraire, après une longue période de souffrance se calme, et la situation nouvelle se trouve tolérée pour toujours. Dans d'autres cas, la blessure cornéenne dans laquelle le diaphragme irien était enclavé, est la source de nouvelles complications, et l'on voit apparaître de redoutables staphylômes qui finissent par rendre l'énucléation inévitable.

Il est impossible de réunir les signes, grâce auxquels l'expert pourrait prédire l'avenir à coup sûr, mais nous croyons de son devoir de prévenir ceux qui l'interrogent des conséquences possibles d'une lésion qui peut paraître insignifiante si on se contente d'un examen superficiel.

Cependant on peut dire, en général, que, lorsqu'au bout d'un mois, tout semble rentré dans le calme, le pronostic est bien moins sombre. Dans les cas les plus simples, vingt jours suffisent à la guérison.

B. — Traumatismes produits par des instruments contondants

Les lésions qu'occasionnent l'action des instruments contondants sur l'iris sont très caractéristiques, et, le plus souvent, compliquées de désordres profonds d'une gravité toute particulière; nous pourrons, en parlant de l'iris, répéter à ce propos ce que le Dr Penet disait des cataractes qui évoluaient à la suite de contusions : quand l'action des corps contondants atteint le diaphragme irien, le médecin doit, malgré l'intégrité des membranes, porter un diagnostic très réservé et ne donner son opinion définitive qu'après plusieurs examens pratiqués à des intervalles assez éloignés. Le pronostic de la lésion traumatique peut, en effet, se modifier brusquement alors que toute crainte paraissait devoir être bannie.

Nous pourrions citer de nombreux cas à l'appui de cette manière de voir et les recueils de la clinique nous ont fourni de nombreux exemples dans lesquels des iritis de forme primitivement légère, se sont peu à peu aggravées et ont rendu l'énucléation nécessaire. Nous reviendrons d'ailleurs sur ce sujet, en parlant des complications communes à toutes les blessures iriennes. Si nous laissons de côté les désordres d'origine inflammatoire, nous verrons que l'action du corps contondant se manifeste de deux manières principales, à savoir les déchirures et les décollements.

Déchirures. — Les déchirures iriennes constituent une des lésions traumatiques les plus rares de ce diaphragme. M. Galezowski sur dix mille malades n'en a pu réunir que deux observations ; White Cooper a été plus heureux et a publié l'histoire de plusieurs malades affectés de cette lésion *(Annales d'oculistique)*. M. de Wecker paraît n'avoir pu constater qu'une seule fois un fait de ce genre.

Quoi qu'il en soit, les déchirures de l'iris qui sont produites par un coup violent porté sur l'œil, ont le même aspect que celles qui sont dues à l'action de fragments de pierre, de verre ou même à des plombs de chasse.

D'après de Arlt, la déchirure de l'iris porte le plus souvent sur son insertion ciliaire, et on peut rencontrer tous les degrés de cette lésion, depuis une déchirure à peine appréciable, jusqu'à l'arrachement total de l'iris. La rupture totale dans le sens des fibres radiaires est rare d'après cet auteur.

Quand l'iris est déchiré au niveau de son insertion ciliaire, la région correspondante de la pupille perd sa forme circulaire parce que les fibres radiaires n'offrent plus en ce point de résistance à l'action du sphincter.

De Arlt dans ce cas compare la nouvelle forme de l'orifice pupillaire à celle d'un rein. Si la dialyse irienne est considérable la pupille pourra être transformée en une fente étroite. Dans ce cas, la pupille artificielle remplira le rôle de l'ancienne. C'est là ce qui s'est présenté dans le cas suivant que nous avons trouvé à la clinique.

Observation II

Le nommé Vacher, Jean-Baptiste, âgé de 40 ans, demeurant à Saint-Jean-de-Toulzas (Rhône), prêtre, entre le 28 décembre 1878, salle Saint-Charles, n° 30.

Le malade a reçu l'autre jour un choc violent. Ce traumatisme a amené une forte contusion des paupières avec ecchymose. La cornée est troublée par une opacité ayant la forme d'une étoile à branches multiples, comme si refoulée en arrière elle avait été obligée de se plisser en divers points. Un peu de sang occupe le côté interne de la chambre antérieure. La pupille a perdu sa forme circulaire. L'iris présente un large coloboma interne. La lumière ne peut pas traverser les milieux, probablement par suite de l'hémorragie du vitré. Chémosis, douleur péri-orbitaire, iritis plastique avec synéchies postérieures.

Au bout d'un séjour de trente-huit jours, les symptômes s'étant amendés, grâce à un énergique traitement antiphlogistique, le malade sort avec une vision quantitative.

Revu en 1879, environ un an après, le coloboma irien a disparu, l'iris présentait une dilatation telle que d'abord on croirait à une aniridie. Il y a de plus une cataracte traumatique au début. et le caillot du vitré s'est complètement résorbé.

Lorsque la rupture irienne sera complète, l'iris pourra flotter dans l'humeur aqueuse et conserver en partie sa coloration ; si cette coloration disparaît, elle fait place à une teinte d'un gris cendré commune à tous les iris quelle que soit leur teinte primitive.

Les déchirures radiaires amènent la production d'un véritable coloboma, mais elles sont fort rares.

Les déchirures, quelles qu'elles soient, se diagnostiquent aisément par la forme de la pupille, cette forme est si caractéristique qu'elle est signalée immédiatement par le malade même dans la majorité des cas.

Le pronostic, dans le cas de déchirure de l'iris, devra toujours être réservé. Cette lésion s'accompagnant toujours d'hyphœma dans la chambre antérieure, l'expert devra se tenir sur ses gardes et attendre sa complète disparition pour évaluer l'étendue du ravage, car bien souvent l'épanchement sanguin, en se résorbant, laissera voir derrière lui, tantôt des cataractes traumatiques, tantôt des luxations du cristallin ou des ruptures de la choroïde et des décollements de la rétine. Si aucune de ces fâcheuses complications ne survient, la déchirure de l'iris n'influe sur l'acuité visuelle que dans deux cas : 1° si la pupille naturelle est fortement agrandie et provoque de l'éblouissement; 2° lorsqu'il s'est formé une seconde pupille qui, par sa situation, amène de la diplopie monoculaire. Ce cas se présentera seulement quand une partie des rayons lumineux pourra arriver à la rétine sans traverser le cristallin et par suite, toute déchirure pouvant amener cette complication, intéressera nécessairement toute la largeur du diaphragme. Enfin il peut résulter de cet accident une difformité plus ou moins choquante.

Comme traitement on ordonnera le repos, une compression légère, l'application de compresses froides et et enfin l'instillation de quelques gouttes d'un collyre à l'atropine. Sous l'influence de ce seul traitement, quand la déchirure irienne est compliquée d'un hyphœma simple, la guérison a lieu en moins de vingt jours, mais, nous le répétons, ce sont des cas exceptionnels.

Décollements. — Malgré l'apparente solidité du ligament pectiné, les liens qui fixent l'iris au corps ciliaire sont souvent rompus par l'action des corps contondants, et il arrive que cette membrane se détache, soit en totalité soit en partie à la suite d'un traumatisme.

Nous devons dire en passant que le titre de décollement donné par les auteurs à cette lésion est assez impropre, car il pourrait faire supposer qu'il y a simplement adhérence et non insertion véritable entre l'iris et le corps ciliaire.

Le décollement survient généralement à la suite d'un choc portant sur l'œil, ou bien encore consécutivement à l'ébranlement produit par une chute, ou à un coup reçu sur l'orbite.

Ainsi Desmares cite plusieurs cas de ce genre qui tous ont été occasionnés par une cause différente.

Dans l'un d'entre eux, un individu avait été frappé d'un décollement de la partie supérieure de l'iris après avoir reçu un coup de poing sur l'œil. Dans un autre, l'iris se décolla dans un cinquième de sa circonférence, à la suite d'une contusion produite par un grain de plomb qui vient se loger dans l'épaisseur de la paupière supérieure ; il en résulta la formation de deux pupilles dont la normale était restée parfaitement ronde.

Quand on se trouve en face de semblables accidents, ce qui frappe tout d'abord c'est la présence de plusieurs ouvertures pupillaires, l'ouverture normale étant déformée dans la majorité des cas.

Les symptômes subjectifs se résument à bien peu de chose. Dans certains cas, où la pupille normale n'était pas trop déformée et la pupille artificielle assez large, Galezowski dit que les images étaient vues doubles par l'œil contusionné et qu'il y avait, par le fait, diploplie monoculaire. Desmarres cite toutefois un cas identique, où la diplopie aurait fait défaut.

L'iris peut, avons-nous dit, se décoller dans sa totalité; dans ce cas, cette membrane flotte le plus souvent dans la chambre antérieure, mais il arrive quelquefois que le diaphragme irien ayant perdu ses adhérences physiologiques, ne peut être retrouvé, même à la suite des examens les plus attentifs des milieux transparents de l'œil. Dans ce cas, qu'est devenu l'iris ?

La plupart des auteurs, jusqu'à ces dernières années, admettaient qu'il se produisait alors une véritable résorption de la membrane irienne ; mais, en 1881, M. le professeur Gayet donna, le premier, l'explication de ce singulier phénomène. Nous empruntons les lignes suivantes au travail de notre savant maître, qui a été inséré dans les *Archives d'Ophtalmologie* (juillet, août 1881) :

Lors du Congrès de Reims, M. Delacroix présenta deux malades chez lesquels l'iris avait complètement disparu à la suite de chocs violents reçus sur l'œil.

L'aniridie était complète et M. Delacroix pensa trouver l'explication de ce phénomène en admettant la résorption de la membrane irienne. Mais, comme les yeux des malades n'avaient présenté ni phlegmon ni aucun aucun autre symptôme inflammatoire, cette explication ne parut pas suffisamment justifiée à notre maître, M. Gayet, qui publia les observations des cas semblables qui se présentèrent ensuite dans son service et donna l'explication de cette curieuse aniridie. »

Observation III

La nommée X..., fille de 27 ans, d'une santé vigoureuse, aux yeux d'une teinte jaune claire toute spéciale, ne présentait de ce côté, nous affirme-t-elle, aucune anomalie. Le vendredi 6 novembre 1880, elle était montée devant une fenêtre, dont elle arrangeait les rideaux, lorsque son échelle glissa sous ses pieds et elle tomba l'œil droit sur l'angle d'une commode.

Elle resta un moment étourdie sous le choc, et lorsqu'elle reprit possession d'elle-même, elle s'aperçut que la vision était complètement abolie du côté de l'organe contusionné. Cet œil avait déjà à ce moment l'aspect étrange qu'il présenta le lendemain, lorsque cette fille vint à la clinique, vingt-quatre heures environ après son accident.

Les paupières étaient peu tuméfiées, mais fortement ecchymosées; elles se laissaient assez facilement entr'ouvrir, et alors on pouvait voir le globe oculaire avec un épanchement sanguin sous-conjonctival, intense surtout en bas et en dedans.

La cornée avait un aspect terne et sa transparence douteuse voilait une masse de couleur indécise, appliquée derrière elle.

L'éclairage oblique le plus intense permettait à peine de diffuser un peu de lumière dans la chambre antérieure, qui se colorait sous le faisceau, d'une lueur rougeâtre.

Quand j'ai parlé plus haut d'une ecchymose sous-conjonctivale, j'aurais dû dire une bosse sanguine, occupant le voisinage de la cornée à l'extrémité interne de son diamètre horizontal, et séparée d'elle par un petit pont sclérotical. De ce point le plus saillant l'épanchement allait en bas et en dedans se perdre sur la courbe générale du globe.

La bosse sanguine avait une teinte rouge brun comme si elle eût été formée du mélange d'un caillot avec de la sépia, et au premier aspect, elle donnait l'idée d'une tumeur mélanique.

La malade ressentait une douleur profonde, mais elle pouvait mouvoir son œil dans tous les sens. La vision était complètement abolie.

On appliqua un traitement résolutif léger, et on soumit l'œil à une observation attentive et prolongée.

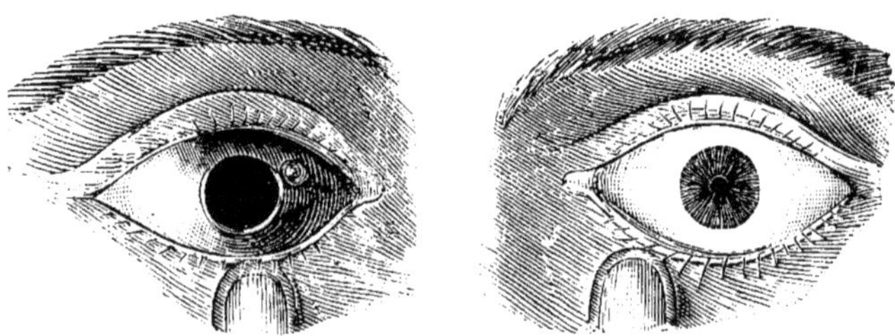

FIGURE 1.

Gravé d'après un croquis fourni par le Dr A. MASSON.

Dès les premiers jours, des modifications importantes se produisirent à la fois dans la chambre antérieure et dans la bosse.

Le caillot qui remplissait la cavité commença par se rétracter et se retira régulièrement de l'angle circulaire formé par la rencontre de la cornée et de l'iris, tout en laissant un certain nombre de filaments rouges, tendus entre lui et le susdit angle, à la façon des cordages qui s'attachent aux piquets d'une tente. Entre ces filaments, les bords du caillot et le limbe cornéen, à travers les fenêtres de forme spéciale laissées entre ces parties opaques : au lieu d'apercevoir la teinte jaunâtre si caractéristique de l'iris, on vit du noir, et en projetant sur ce noir soit un faisceau d'éclairage oblique, soit la lumière ophtalmoscopique, il s'éclaira de lueurs rougeâtres. En même temps la malade pouvait percevoir un peu la lumière.

La résorption du caillot se poursuivit sans relâche, et le 11 novembre il n'avait plus que les dimensions d'une lentille ; il occupait le centre de la chambre, envoyant à la périphérie des ligaments suspenseurs qui de jour en jour devinrent plus tenus et finirent par se rompre.

Dès ce moment, l'idée de la disparition totale de l'iris prenait le caractère d'une certitude, parce qu'aucun mode d'observation n'en pouvait révéler la présence ; d'autre part, et c'est là un point intéressant, le cristallin et la zonule se montraient peu à peu dans une intégrité presque complète, le contour arrondi du premier se révélant sous un faisceau très oblique de lumière réfléchie ou par l'ophtalmascope. Grâce à l'emploi de ces moyens on pouvait même apercevoir la colerette des procès ciliaires, sauf dans un dizième à peine de sa circonférence, situé justement en regard de la bosse sanguine.

Quant à la tumeur sanguine. partie du point signalé plus haut, formée d'un mélange de sang et de pigment, elle ne tarde pas à subir un véritable retrait. La nappe ecchymotique disparaît peu à peu pour faire place à un vaste tatouage ; la saillie d'apparence staphylômateuse se révèle peu à peu comme un soulèvement conjonctival sous lequel apparaît par transparence, une petite masse molle, noirâtre, irrégulière, en un mot l'iris plié comme un *torchon*. Plus de deux mois après l'accident, cette petite tumeur quoique très réduite existe encore, avec le même caractère, et sa vue ne laisse aucune espèce de doute sur sa véritable nature.

Le cristallin avait conservé sa situation, mais était affecté d'un vice de courbure qu'on pourrait définir du nom de *cabossage*. sans altération de transparence.

Voici les chiffres qui indiqueront la marche de l'acuité.

Le 4 décembre. V = 0,3 à l'œil nu.

= 0,6 au trou d'épingle.

Le 16 décembre. V = 0,4 avec un verre cylindrique — 5 incliné de 15° sur l'horizon. V = 0,6. L'addition d'un verre sphérique — 1 ou — 1,75 améliore encore la vision.

M. Gayet ayant réuni presque toutes les observations relatives à cette question d'aniridie, j'emprunte à son travail les renseignements bibliographiques suivants :

Weller (1828) avait déjà constaté chez un vieux paysan un cas d'aniridie à la suite d'un traumatisme de l'œil.

« En 1834, Cloquet, d'après les dires de Morel-Lavallée, aurait observé dans son service un homme qui, à la suite d'un coup de corne de bœuf, aurait subi un décollement de toute la circonférence de l'iris sans plaie, ni de la cornée, ni de la sclérotique. La membrane aurait été rejetée en bas et aurait conservé seulement en ce point une adhérence, on la retrouvait pelotonnée à la partie inférieure de la cornée. »

Dans l'*Atlas* de Von Ammon, de 1838, M. Gayet a trouvé, pl. XV, fig. 7, l'image d'un œil gauche sur lequel en vertu d'un choc très violent, ayant porté sur la sclérotique en haut et en dedans, la plus grande partie du segment supérieur de l'iris s'en est allée par procidence dans la sclérotique et s'est perdue par distorsion. Il s'est formé, là où la sclérotique a été blessée, un amincissement de cette membrane, qui présente l'apparence d'un staphylôme au début. La partie encore persistante de l'iris n'offre aucune trace de maladie.

Middlemoore, dans son *Traité des maladies des yeux* de 1835, avait, de son côté, consacré à la resorption de l'iris un chapitre où on lit ce qui suit : « Un coup sur l'œil ou une chute sur la tête peut, sans déchirure de l'iris, causer éventuellement l'absorption de cette membrane. En pareille circonstance la pupille s'élargit graduellement et la vision s'amoindrit, jusqu'à ce que la totalité ou la presque totalité de l'iris ait disparu, auquel cas l'amaurose est complète. »

L'observation CCLXIV de l'*Iconographie ophtalmologique* de Sichel a été communiquée à ce dernier par Guill. Sœmmering, de Francfort. Tous les deux croient qu'il s'agit dans ce cas d'une « rétraction complète et traumatique de l'iris. »

Le docteur Samuel cite quatre faits ayant rapport à cette question dans la *Gazette hebdomadaire de médecine et de chirurgie* (mai 1855).

Jeaffreson a publié, en 1870, un cas de rupture de la sclérotique avec perte du cristallin et de l'iris à la suite d'un choc contre l'angle d'une table.

Krajewski, en 1871, cite un cas dans lequel une chute contre l'angle d'un mur avait amené une perte de l'iris et du cristallin. Plusieurs mois après on trouva une cicatrice scléroticale.

Chisolm, de Baltimore, raconte l'histoire d'un homme qui, à la suite d'une rixe, s'apercut qu'un de ses yeux qui étaient bleu était devenu noir. Cet individu présentait une cicatrice de la cornée.

Bien plus souvent le décollement irien consécutif à des traumatismes est incomplet. Dans l'observation suivante, nous trouvons un cas de ce genre de lésion.

Observation IV

Cette observation a trait à un homme déjà borgne, qui reçut dans son bon œil un plomb n° 4 lancé par un écolier au moyen d'un petit appareil élastique ; il éprouva au lieu frappé par le plomb, c'est-à-dire en bas et en dehors, un décollement irien de 2 à 3 millimètres qui se traduisit par une fente ressemblant à la coupe méridienne d'une lentille, noire comme la pupille à l'examen de l'œil nu et miroitant avec l'ophtalmoscope (fig. 3).

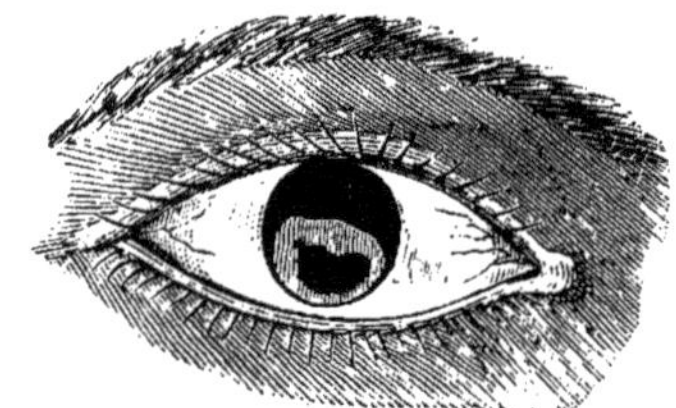

FIGURE 2.

Gravé d'après un croquis fourni par le Dr A. MASSON.

Observation V

Le malade dont il est sujet ici était dragon et reçut sur l'œil un coup de canne, en se livrant à l'exercice avec cette arme.

Cet homme observé aussitôt après l'accident avait les trois quarts de son iris décollé ; la partie rendue libre, y compris la pupille, était descendue fortement, et l'œil avait pris un aspect bizarre que la figure ci-dessus rendra mieux que toute description. (Voy. fig. n° 2.) Un peu plus de force dans le coup et le décollement eût été complet, peut-être même l'iris eût-il pu, poussé davantage, être expulsé à travers une déchirure de la coque. Dans ce cas, à la vérité le cristallin était luxé en arrière et en rotation sur un méridien vertical.

Le malade ayant intérêt à charger les conséquences de son accident ne fournissait que des réponses douteuses relativement à sa vision. Nous ne donnerons donc pas son acuité visuelle.

Tout ceci prouve qu'un choc violent porté sur l'œil, peut amener un décollement complet de l'iris suivi ou non de troubles du côté du cristallin. Les symptômes de cette lésion sont faciles à constater, soit immédiatement si il n'y a pas d'épanchement de sang, soit après l'accident. L'expert devra pour assurer son diagnostic aller à la recherche de la collerette des procès ciliaires. Si cet organe peut être perçu on doit affirmer qu'il y a décollement de la membrane irienne.

Quant à la cause qui pousse l'iris à la périphérie, après l'avoir décollé, c'est, d'après M. le professeur Gayet, l'humeur aqueuse qui, en jaillissant au dehors, sous l'influence de la pression occasionnée par le traumatisme entraîne avec elle l'iris qui vient se loger dans la plaie scléroticale.

Les observations détaillées que nous venons de citer étant les plus complètes qui ont été publiées jusqu'à ce jour, l'expert qui se trouvera en face d'un fait de cette nature pourra facilement évaluer le dommage causé en s'appuyant sur les faits que nous venons de citer. Le traitement, on l'a vu dans ces cas, a dépassé vingt jours, et le préjudice causé, outre la difformité, a consisté dans une perte de la vue d'un tiers environ et si elle n'a pas été plus forte, c'est grâce à l'emploi des lunettes.

§ III. — Corps Étrangers

Les agents vulnérants qui atteignent l'iris ne sont pas toujours classés parmi ceux dont nous venons d'étudier l'action et le plus souvent, au contraire, ils échappent à la classification des médecins légistes et ne deviennent des agents de traumatisme que par suite de la force de projection dont ils sont animés. Les accidents de la nature de ceux dont nous parlons ici, sont les mêmes que ceux qui causent si fréquemment les cataractes traumatiques et les blessures des membranes profondes, car le plus souvent la faible résistance du diaphragme irien n'épuise pas leur force d'impulsion ; ils traversent ce voile léger et n'y produisent qu'une mince déchirure qui passe inaperçue au milieu de désordres beaucoup plus graves.

Il n'en est cependant pas toujours ainsi, des éclats de pierres, des épines de bois et surtout des éclats métalliques (mécaniciens, ajusteurs, graveurs, etc.), viennent traverser la cornée et s'implanter dans l'iris. D'autre fois, on y trouve fixés des grains de poudre (le cas est fréquent) des débris de verre, des barbes de blé.

Il arrive fréquemment, dans les cas heureux où le traumatisme reste localisé à l'iris, que le malade gêné et commençant à souffrir vient réclamer à temps le secours du chirurgien. Dans ce cas une iridectomie qui enlève le corps du délit en même temps que la région où il s'est fixé amène une rapide guérison dans un délai de moins de vingt jours.

Malheureusement d'aussi beaux résultats se constatent rarement. Bien souvent l'intervention chirurgicale arrive trop tard et les complications qu'on ne peut plus enrayer amènent des terminaisons autrement redoutables que les légers inconvénients qui résultent d'une iridectomie.

Parmi les lésions dues à des corps étrangers, agissant en vertu de leur force de projection, nous citerons ici le fait assez singulier d'un malade qui ayant reçu dans le visage un coup de fusil chargé à plomb, eut l'heureuse chance de reçevoir les grains très obliquement. Grâce à cette circonstance, l'un d'eux traversa de part en part la cornée dans sa région supérieure, respecta le cristallin et, rencontrant l'iris sur son trajet, en enleva une partie qui donna à l'ouverture pupillaire la forme bien connue dite pupille en trou de serrure. La force de projection du grain étant épuisée, on le retrouva sous la conjonctive. Grâce à cet ensemble de circonstances, le traumatisme n'eut pas d'autre conséquence qu'une pupille artificielle que n'auraient pas désavouée bien des chirurgiens. L'épanchement sanguin de la chambre antérieure qui avait accompagné ce singulier traumatisme s'était résorbé en quatorze jours.

Nous venons de passer en revue le mode d'action des agents vulnérants qui pouvaient atteindre l'iris par action directe, mais avant de finir ce chapitre, il est indispensable de dire un mot des lésions qui n'ayant pas l'œil pour siège, ont cependant un retentissement sur cette membrane.

Les faits auxquels nous faisons allusion étant rares, nous nous contenterons de dire que les complications d'ordre inflammatoire sont peu fréquentes, mais cependant ont été signalées. Les lésions qu'on voit le plus fréquemment suivre une chute sur le front, un coup sur la tête, une contusion sur le rebord orbitaire, sont, soit la mydriase, soit le myosis. Ces affections sont ordinairement de courte durée, mais le médecin expert doit être prévenu qu'il existe dans la science plusieurs exemples de gens qui simulaient une mydriase et la faisait remonter à des contusions de date trop lointaine pour ne pas éveiller les soupçons.

Nous signalerons ici en passant un fait qui montre combien peut être léger parfois l'ébranlement produisant un trouble fonctionnel de l'iris.

Il s'agit d'un nommé R. M., entré à la clinique le 16 juillet 1878, qui s'est présenté avec de la mydriase qu'il attribuait à un soufflet reçu quelques jours auparavant. Le malade fut même atteint d'iritis, mais heureusement sans gravité et put sortir après quelques jours de traitement avec une vue normale.

§ IV. — Complications communes à tous les traumatismes

Que l'iris ait été atteint directement ou indirectement, quand le traumatisme a été assez violent pour l'intéresser et qu'au bout de quelques jours, sous l'influence du repos et d'un traitement antiphlogistique approprié, tout n'est pas rentré dans l'ordre, l'expert peut affirmer que la maladie aura une durée de plus de vingt jours, car on voit alors apparaître la série des complications habituelles, complications qui débutent presque toutes de la même manière, par l'iritis simple ou séreuse pour s'arrêter à cette forme ou progresser et passer successivement par des phases de plus en plus graves qui sont, par ordre de gravité et de succession, l'iritis plastique, l'irido-capsulite, l'irido-cyclite et l'irido-choroïdite, terme ultime qui entraîne avec la suppuration de l'organe la perte irrémédiable de la vue. Nous étudierons donc successivement :

a. L'iritis simple ou séreuse à laquelle nous rattacherons l'iritis ponctuée ou descemétite ;

b. L'iritis exsudative ou plastique ;

c. L'irido-capsulite, conséquence presque fatale de la forme précédente ;

d. L'irido-cyclite qui annonce que l'inflammation ayant gagné le tractus uvéal, le corps ciliaire lui-même est atteint ;

e. Enfin l'irido-choroïdite qui est l'extension à la membrane vasculaire de l'œil des phénomènes inflammatoires primitivement localisés au diaphragme irien.

A. — *Iritis simple. Iritis séreuse*

Les différentes causes traumatiques qui peuvent faire évoluer une iritis simple ou séreuse sont toutes celles que nous avons vu provoquer les lésions qui nous ont occupé précédemment. Aussi ne citerons-nous que pour mémoire les contusions du globe, coups de poing, boules de neige, etc., la projection de morceaux de fonte, de fer, d'acier, de bois, de fragments de pierre ou de marbre. Enfin, les blessures de la région temporale, les chutes sur l'angle d'un meuble, sont autant de causes déterminantes.

Symptomalogie. — Généralement, douze ou quinze heures après l'accident, le diamètre pupillaire est d'un tiers moins étendu que celui de l'œil correspondant. L'iris est paresseux, les contractions et les dilatations sous l'influence de la lumière et de l'obscurité se font lentement. Le blessé éprouve souvent une douleur sourde et contusive de son œil malade ; il a du larmoiement et de la photophobie ; puis, peu à peu, d'autres symptômes viennent ensuite assombrir l'horizon. On remarque, en effet, une injection perikératique, souvent assez intense pour donner à la sclérotique une couleur lie de vin, ou mieux carminée, par opposition à l'injection d'une conjonctivite intense qui donne à la membrane externe de l'œil une teinte vermillon d'un rouge vif.

Puis enfin l'iris, sous l'influence de l'inflammation, change de couleur tout en gardant la même teinte générale, mais cette teinte paraît lavée et prend une nuance grisâtre.

Une exsudation de lymphe plastique vient troubler très rapidement la limpidité de l'humeur aqueuse en lui imprimant une coloration terne, nuageuse et opaline.

Une accumulation de pus peut même s'établir dans les parties déclives de la chambre antérieure et produire un véritable hypopyon. Quand on voit naître cet ensemble de phénomènes, dès les premiers jours de l'accident, l'expert doit réserver son pronostic, car la médication la plus active reste le plus souvent insuffisante pour empêcher l'évolution de la maladie, et dans un cas de cette nature, si les symptômes qu'il constate lui paraissent, vu leur gravité, n'être pas en rapport avec le traumatisme qui leur a donné naissance, il devra rechercher avec soin et signaler, si il y a lieu, les maladies qui peuvent contribuer au développement de l'affection. Il est, en effet, absolument hors de doute, que la syphilis, le rhumatisme et même le diabète peuvent jouer le rôle de cause prédisposante (Yvert, sur 100 iritis, en compte 95 d'origine spécifique).

Dans les cas heureux où l'inflammation s'arrête à l'iritis séreuse, l'iris reprend très vite sa teinte, l'hypersécrétion qu'avait augmentée la profondeur de la chambre antérieure, étant diminuée, l'aspect normal réapparaît ; le diaphragme irien reprend son fonctionnement normal et le terme de vingt jours, dans bien des circonstances, est à peine dépassé, le malade ne gardant pas d'infirmité ni de changement dans l'état de la vision.

Iritis ponctuée. — Descemétite. — Au lieu de s'amender, les symptômes que nous avons signalés peuvent s'aggraver ; la teinte de l'iris apparaît de plus en plus modifiée à cause du trouble de l'humeur aqueuse, bientôt de petits dépôts se forment à la face postérieure de la cornée, et donnent à cette membrane l'aspect qui lui a valu son nom de kératite ponctuée. Plus longue, plus tenace que la variété précédente, cette espèce d'iritis, quand elle guérit ne laisse pas de trace, et le dommage causé au point de vue de l'altération de la vision est à peu près nul.

B. — *Iritis plastique, exsudative*

Quand la blessure de l'iris reconnaît comme cause un traumatisme grave, par l'étendue, ou emprunte un caractère particulier de gravité aux agents même du traumatisme, qui peuvent servir de véhicule à des microbes ou autres agents d'infection, les douleurs prennent rapidement une grande intensité. Elles se manifestent sous forme d'élancements extrêmement pénibles dans le fond de l'orbite ; elles s'irradient le long du nerf sus-orbitaire et en suivent toutes les ramifications frontales et temporales ; dans d'autres cas, le trajet des branches sous-or bitaires est souvent douloureux. La photophobie devient de plus en plus intense, la lumière est absolumeent insupportable, l'iris terne dépoli prend un aspect grisâtre et bientôt de fausses membranes apparaissent et se reconnaissent à leur couleur et à leur siège ; le plus souvent on les rencontre dans l'ouverture pupillaire qui se rétrécit peu à peu et s'obstrue complètement.

La fausse membrane peut s'organiser, et, dans ce cas, le pronostic est aggravé, parce que l'ouverture pupillaire ne peut être rétablie que par une intervention chirurgicale avec toutes ses conséquences. L'organisation des fausses membranes peut être suivie par un examinateur minutieux qui pourra facilement voir naître les nouveaux vaisseaux. A ce moment peuvent apparaître comme conséquences faciles à prévoir, les épanchements sanguins dans la chambre antérieure dus à la rupture accidentelle des vaisseaux de nouvelle formation; ces épanchements peuvent disparaître et réapparaître avec facilité, mais leur présence est toujours un signe redoutable de tendance à la plasticité.

La terminaison la plus heureuse dans ces cas, c'est l'occlusion complète ou la diminution de l'ouverture pupillaire, avec des adhérences que l'atropine puisse rompre, mais ce sont là de trop rares exceptions, et de solides synéchies sont presque toujours inévitables.

Tous les phénomènes pathologiques dont nous venons d'esquisser la marche entraînent toujours un traitement de plus de vingt jours même lorsque l'issue doit être favorable.

Avant de terminer ce paragraphe, nous mentionnerons encore l'iritis spécifique qui peut souvent survenir comme manifestation de la syphilis communiquée. A ce propos, nous citerons un cas intéressant dont nous devons la communication à l'obligeance de notre maître, M. Lacassagne.

Une nourrice fut atteinte d'un chancre induré du mamelon, et plus tard d'une iritis syphilitique double qui abolit presque complètement la vision d'un œil et occasionna la cécité de l'autre.

C. — *Irido-Capsulite*

Si la marche envahissante et progressive de l'iritis à forme exsudative continue, l'inflammation se propage aux organes avoisinants avec d'autant plus de facilité que l'humeur aqueuse altérée, en baignant tous les organes contenus dans la chambre antérieure, en compromet la nutrition normale.

Après la cornée, dans bien des cas, mais souvent aussi en même temps, ou même avant, la capsule antérieure du cristallin (cristalloïde antérieure) perd son endothélium protecteur que remplacent aussitôt des exsudats plastiques qui jouent le rôle d'agglutinatifs et fixent solidement par sa face postérieure la membrane irienne. Des synéchies sont désormais constituées, l'irido-capsulite suivant son cours, les soudures s'étendent sans cesse, la cristalloïde antérieure s'opacifie légèrement et la vue baisse rapidement.

Un traitement bien approprié arrive souvent à temps pour enrayer ce désastre, et quand l'inflammation cesse, l'atropine donne à la pupille les aspects les plus inattendus (aspect en cœur, en trèfle déchiqueté, etc.), suivant le nombre et la situation des adhérences. D'autrefois, la soudure est complète et malgré les mydriatiques la pupille reste rétrécie, le pronostic alors est plus grave; l'iridectomie est indispensable et ses résultats ne sont jamais excellents.

Si on laisse la maladie suivre son cours, les soudures de l'iris, amenant des difficultés dans l'échange nutritif entre les tissus et l'humeur aqueuse, qui ne circule que difficilement, on voit survenir des cataractes capsulaires. Sous l'influence de cet état d'atrophie, la membrane irienne devient friable et perd lentement les qualités de souplesse et d'élasticité nécessaires à son bon fonctionnement.

Quand une iridectamie est faite dans des conditions si peu favorables, le résultat est naturellement très compromis et il arrive souvent en effet que l'intervention chirurgicale est sans résultat, car une nouvelle poussée d'iritis s'éveille sous l'influence du traumatisme opératoire et de nouvelles formations plastiques viennent obstruer la nouvelle pupille artificielle.

D. — *Irido-Cyclite*

L'irido-capsulite, que nous venons d'étudier avec les synéchies qui en sont la conséquence, constitue souvent la terminaison du processus inflammatoire consécutif à presque tous les traumatismes. On peut même dire dans une certaine mesure que c'est une heureuse terminaison, malgré les désordres qu'elle occasionne, surtout si on compare ces variétés d'iritis avec les conséquences des irido-cyclites et des irido-choroïdites.

En effet, aussitôt que la région ciliaire prend part à l'inflammation générale, soit par propagation, soit parce que le traumatisme irien l'a légèrement, mais directement intéressée, le pronostic est plus grave et l'existence même de l'organe est en jeu.

En présence de la gravité que présente cette redoutable complication, l'expert ne devra donc jamais omettre de signaler le siège précis du traumatisme et mentionner en même temps la gravité particulière que présentent certaines plaies, par le fait de leur situation près des procès ciliaires.

Quand le tractus uvéen est atteint, les douleurs deviennent atroces, la photophobie très douloureuse, les paupières entrent en spasme, la conjonctive même s'injecte; en un mot, le mal prend un aspect de gravité exceptionnel qui est constitué par l'exagération des symptômes qui caractérisent les formes d'iritis que nous venons d'étudier. Le malade se prête très difficilement à un examen qui exagère ses douleurs, l'atropine ne produit plus son effet habituel, l'iris en moyenne dilatation, décoloré et immobile prend une teinte jaunâtre, l'humeur aqueuse est trouble et l'examen du fond de l'œil impossible.

Le pronostic est très grave, mais cependant le mal peut encore s'arrêter à ce stade, et la vue être retrouvée en partie, soit naturellement, soit à l'aide d'une iridectomie.

E. — *Irido-Choroïdite*

Quand toutes les ressources de la thérapeutique ont été épuisées en vain, quand malgré tous les efforts pour enrayer le mal, rien n'a réussi, l'inflammation continuant toujours à gagner du terrain, la choroïde entière suppure. Les résultats de cette complication entraînent presque fatalement la perte de l'organe. La vue déjà compromise disparaît tout à fait. On voit survenir du chémosis des conjonctives, de l'œdème des paupières et les douleurs péri-orbitaires sont telles à ce moment que bien des malades réclament alors eux-mêmes l'énucléation. Le globe jusqu'alors tendu commence à devenir mou, au moment où la choroïde tout infiltrée de globules purulents ne peut plus apporter aux autres membranes les éléments de nutrition normale, le corps vitré s'enflamme à son tour et se transforme en une masse purulente homogène.

A partir de ce moment l'iritis n'existe plus et on a affaire à une *panophtalmie*. Les symptômes douloureux diminuent ; mais la vision est abolie sans retour possible.

Le processus atrophique entre en scène et accomplit son œuvre de lente destruction. L'œil se ratatine, se réduit à l'état de moignon, et l'ophtalmie sympathique trouvera là, plus tard, un terrain favorable à sa naissance et à son développement, si l'énucléation n'est pas pratiquée à temps.

Le tableau que nous venons de faire de l'irido-cyclite et de l'irido-choroïdite n'est pas toujours absolument identique dans tous les cas ; la marche est quelquefois lente, avec exacerbations fréquentes ou espacées et des symptômes d'hypertonie glaucomateuse peuvent se montrer. L'expert ne devra donc jamais s'endormir dans une fausse sécurité, et il ne lui sera permis de porter son diagnostic que lorsque le conjonctive elle-même sera revenue dans son état normal, ou que l'énucléation aura été pratiquée, car les surprises ne sont pas rares dans ce genre d'affection.

Dans toutes les lésions que nous venons d'étudier successivement, nous avons volontairement laissé de côté le traitement pour ne pas sortir des limites que nous nous étions tracées ; mais nous devons signaler cependant ce fait qu'un traitement approprié et intelligent donne dans la majorité des cas d'excellents résultats. Le pronostic pouvant donc être modifié par la thérapeutique, il est évident que la responsabilité de l'auteur d'un traumatisme sera bien diminuée quand l'incurie du blessé aura laissé prendre au mal une extension, que des soins bien entendus auraient pu limiter.

TABLEAU STATISTIQUE

ANNÉES	NOM, AGE ET PROFESSION	CAUSES	Durée du traitement	COMPLICATIONS	RÉSULTATS
1878	HD 45 Domestique.. . .	coup de couteau	22	Atrésie	Iridectomie, V = 0
	MP 60 Maçon..	éclat d'acier. . .	21	Iritis simple	$V = \frac{6}{10}$
	PG 62 Cultivateur.. . .	coup indéterm.	36	Irido-capsulite.	Iridectomie, $V = \frac{2}{10}$
	MB 58 Aubergiste. . . .	éclat de poudre.	6	Iritis plastique.	V = 0
	BP 48 Cantonnier . . .	morceau de pier.	30	Iritis simple.	$V = \frac{3}{10}$
	FM 20 Sans profession.	coup de couteau.	75	Irido-cyclite..	Énucléation
	CB 45 Menuisier.. . . .	coup de rasoir. .	15	Irido-choroïdite, atrésie	Énucléation
	GJ 58 Cultivateur. . .	coup de corne. .	42	Irido-capsulite.	Iridotomie, $V = \frac{3}{10}$
	PJ 42 Sans profession	coup de pince. .	17	Iritis plastique.	$V = \frac{1}{30}$
	TV 35 Tailleur de pier.	coup de mine . .	28	Enclavement irien. . .	Énucléation
1879	AM 50 Menuisier. . . .	grain de poudre.	65	Irido-capsulite, atrésie.	V = 0
	FF 43 Cultivateur. . .	coup de mine. .	63	Iritis plastique.	Iridectomie, $V = \frac{5}{10}$
	FG 13 Sans profession.	grain de plomb .	27	Irido-choroïdite. . . .	V = 0
	ME 27 Maçon.	éclat de capsule	18	Panophtalmie.	Énucléation
	RG 42 Puddleur.. . . .	éclat de boîte. .	31	Iritis.	$V = \frac{8}{10}$
	BM 53 Couturière. . . .	coup de poing. .	7	Mydriase	Guérison
	GA 10 Sans profession.	morceau de bois	25	Iritis plastique.	V = 0
	LD 29 Garçon de salle.	coup de poing. .	53	Tremblottement, mydriase.	$V = \frac{1}{2}$
	MG 69 Cultivateur. . .	coup de fouet.. .	45	Tremblottement, atrésie.	V = 0
	PJ 23 Voiturier	coup de fouet. .	12	Mydriase	$V = \frac{1}{4}$
	MB 34 Lingère..	corps étranger .	21	Iritis séreuse.	Iridectomie, $V = \frac{3}{10}$
1880	AA 73 Cantonnier . . .	coup de flèche .	2	Refuse l'opération. . .	V = 0
	PP 46 Vigneron.	fragment de pier.	33	Iritis plastique.	Énucléation
	GS 42 Mécanicien . . .	morceau de bois	7	Iritis séreuse, atrésie.	V = 1
	JPR 46 Sans profession.	coup de fléau. .	pas de	Synéchies postérieures	V = 0
	RG 51 Cultivateur . . .	éclat de poudre .	50	Iritis plastique . . .	Énucléation
	BF 33 Cultivateur.. . .	grain de poudre.	13	Iritis plastique.	$V = \frac{3}{10}$
	DA 17 Tailleur de pier.	coup de mine.. .	28	Iritis séreuse, mydriase	$V = \frac{3}{10}$
	BP 60 Maçon.	morceau de pier.	22	Hypopion.	V = 0
	MT 48 Cultivateur.. . .	morceau de bois	3	Iritis plastique synéch.	$V = \frac{1}{3}$
	MA 38 Jardinier	coup de feu tiré de près.	27	Irido-capsulite.	Iridectomie, $V = \frac{1}{10}$

CONCLUSIONS

D'après ce que nous venons de dire, on a pu voir combien le pronostic pouvait varier suivant chaque cas en particulier. Aussi pour appuyer nos conclusions, nous avons cru bien faire en résumant dans le tableau ci-contre les cas observés à la clinique de M. Gayet et c'est en nous appuyant sur les faits qui y sont relatés que nous indiquerons à l'expert de quelle manière il pourra répondre aux questions qui lui sont ordinairement posées dans les cas de blessures de l'iris.

Habituellement la justice demande au médecin :

1° Quel était l'état de l'œil avant l'accident.

Pour répondre à cette question, l'expert devra s'appuyer :

a. Sur les rapports antérieurs et les enquêtes faites près de ceux qui ont pu connaître le blessé, car les lésions iriennes telles que la polycorie, l'aniridie et le coloboma n'échappent souvent pas, même aux personnes étrangères à la médecine. De plus comme l'a signalé M. le Dr Gire dans sa thèse sur la persistance de la membrane pupillaire, les lésions d'origine congénitale sont fréquemment de diverses natures et la coïncidence d'une affection également congénitale quoiqu'ayant pour siège une autre partie du globe oculaire (coloboma, choroïdien, microphtalmie, strabisme, etc.) sera un précieux indice dans certains cas.

b. L'examen de l'œil resté sain devra toujours être fait; la comparaison des deux organes pouvant seule permettre à l'expert de formuler son avis ; cet examen devra être complet et après l'emploi de l'éclairage oblique, celui de l'ophtalmoscope est indiqué, car, dans certains cas, on trouvera grâce à ce dernier instrument, la vraie cause de certaines lésions. Pour n'en citer qu'un exemple, rappelons que le tremblement de l'iris et le déplacement de la pupille sont souvent un signe accompagnant les luxations du cristallin dans la chambre postérieure ;

2° Les altérations actuelles sont-elles le résultat de la cause invoquée ?

Interrogé sur ce point, l'expert devra se renseigner auprès du malade, au sujet de ses antécédents pathologiques, afin de voir si certaines affections, telles que les fièvres éruptives, la syphilis, le rhumatisme, etc., qui souvent amènent des iritis, ne pourraient être incriminées et quand ces causes pourront être soupçonnées, il devra toujours dire si elles ont joué le rôle de causes principales ou seulement de circonstances aggravantes.

3° Quelle sera la durée probable du traitement ? Dans les cas où il y a lieu de donner des provisions au malade, on peut dire que cette durée dépasse généralement vingt jours, mais la réponse à cette question est tout entière dans un minutieux examen clinique, et le plus souvent l'expert devra ne fixer qu'une durée très approximative, ces sortes de lésions étant totalement différentes des fractures osseuses, par exemple, pour lesquels on peut fixer approximativement le nombre de jours nécessaires à la consolidation ;

4° Quel en sera le résultat immédiat et futur ? Le résultat du traitement dépendant à la fois du genre de complications, des procédés thérapeutiques employés et souvent de la réussite d'une opération chirurgicale, l'expert ne pourra renseigner la justice que sur des probabilités, et la simple lecture du tableau, page 74, lui commandera la plus grande réserve ;

5° et 6° Quelle est la durée de l'incapacité de travail qui en est la conséquence. Cette incapacité est-elle absolue ou seulement relative ?

La durée de l'incapacité de travail et l'évaluation exacte du préjudice causé, ne pourra être faite qu'après guérison complète ; et si cette guérison n'est obtenue qu'au prix d'une atrophie de l'œil, l'expert ne devra pas oublier la menace de sympathie du côté resté sain. Si l'énucléation a été faite, la question de possibilité de porter une pièce artificielle, devra être signalée s'il y a lieu.

En résumé, lorsqu'il y a blessure de l'iris, ou iritis consécutive à une maladie communiquée, l'expert devra porter au début un pronostic réservé. Les blessures de l'iris sont généralement le résultat d'un traumatisme grave ; la perte de l'œil, soit tardive, soit immédiate, peut en être la conséquence (Articles 309 et 310 du Code pénal).

TABLE DES MATIÈRES

LYON. — IMPRIMERIE PITRAT AINÉ, RUE GENTIL, 4

www.ingramcontent.com/pod-product-compliance
Ingram Content Group UK Ltd.
Pitfield, Milton Keynes, MK11 3LW, UK
UKHW020940180726
13838UKWH00003B/1053

9 782329 360201